人生立命，全在腎陽，養足腎陽千年壽

養生要養腎陽

北京著名中醫養生專家　薛永東 編著
中華民國傳統醫學會理事　呂文智中醫師 審訂推薦

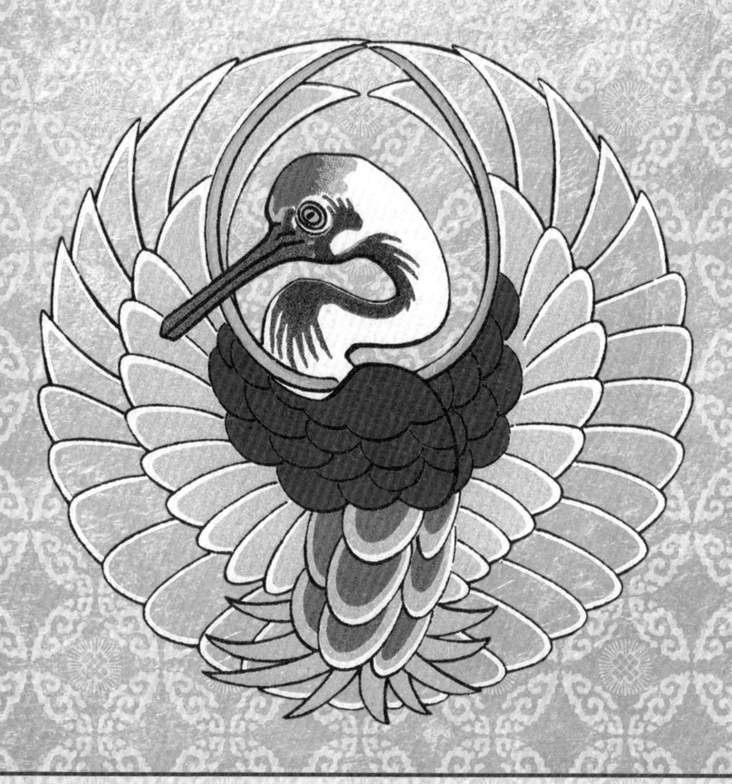

○腎為先天之本，腎陽是人體諸陽之本，
養生保健、祛病強身、瘦身美容，都要從維護腎陽開始！
○透過食物、經絡、運動教你增補腎陽，
讓男人更強壯、女人更美麗、老人更長壽、小孩少生病！

推薦序　安養腎陽，疾病無由而生

呂文智中醫診所院長
台北市中醫師公會常務監事
中華民國傳統醫學會理事
中華民國抗衰老醫學會理事

中醫將人體劃分成兩部份，一是有形的、看得見、摸得著的器官、組織，包括體液、血液、津液、乳汁……等滋養物質，稱為「血分」，又稱為「陰分」；一是無形的、功能變化、機能轉換、能量消長，包括肝、心、脾、肺、腎五臟六腑的實質運作，稱為「氣分」，又稱為「陽分」。本書所闡明的「腎陽」，就是腎的功能、機能在身體上的作用，是一種無形的能量、動力，也就是氣的變化，就是人的真氣、元氣，是維持生命運轉的各項機能活動，中醫又稱作「命門之火」，所以養生首重安養「腎陽」。

人體的陽氣運行以「腎陽」為立命之本，它猶如發電機，能產生能量後，傳輸各臟腑，臟腑得其氣，則氣血運行、百骸通暢，疾病無由而生，如此可見「腎陽」之重要。「腎陽」就如同太陽的溫暖和照耀，溫煦周身，讓人體氣機運轉正常；「腎陽」就如同樹根，樹幹、樹枝、樹葉都依賴於樹根輸送養料，充達周身，茁壯成長。所以《黃帝內經．素問．生氣通天論》記載：「陽氣者，若天與日，失其所，則折壽而不彰」。又《難經．三十九難》云：「謂腎有兩藏也，其左為腎，右為命門，命門者，精神之所舍也，男子以藏精，女子以繫胞，其氣與腎通。」由此可知腎陽是人體諸陽氣的根本，也就是人生命的根本。

現代人經常起居不慎、飲食不節、工作緊張、精神壓力大、睡眠不足、缺乏運動、性慾無度，不重視養生，腎陽氣一天一天耗損，疾病及衰老快速上身，北京薛永東大夫有鑑於此，振筆提書，將畢生所學，從男人到女人、老人及小孩，五臟兼六腑、經絡並穴位，一一將補腎陽、滋腎陰，調和臟腑陰陽的理由與作用，甚至運動及藥膳食療、潛方用藥在書中詳實記敘，其中最精彩的，莫過於臨床醫案記敘，將理法方藥竭力詳述，此書可謂「專書」供醫家參考，又可說是「大眾讀本」淺顯易懂，更可明志。作者期盼人人得天命，健康長壽，可謂「仁心仁術」，醫家風範，今有幸拜讀為之推薦，實我受益良多，大眾之福也。

作者序　人生立命，全在坎中一陽

中國著名中醫內科專家
清宮御醫五代傳人
原中國中醫研究院主任醫師
現任北京中醫藥研究院主任醫師

薛永东

每到寒冷的秋冬季節，人們看到有人穿得很薄依然精神百倍，就會感慨地說他們「火力壯」。而生活裡火力壯的往往都是些年輕人和小孩子，俗話還有「小夥子睡涼炕，全憑火力壯」的說法。其實老百姓說的「火力」就是我們中醫裡的陽氣。在中醫看來，人的生命全憑一股真火，也就是陽氣來進行推動。早在《黃帝內經》中就有

「陽氣者，若天與日，失其所，則折壽而不彰」的說法。也就是說陽氣對於我們生命的重要性就像天空中的太陽，陽氣盡了，人的壽命也就到頭了。

而中醫的扶陽派更是提出了「人生立命，全在坎中一陽」的觀點，這裡的「坎中一陽」就是腎陽，腎陽是人體諸陽氣的根本，也就是人生命的根本。從這個意義上說，我們日常的養生、防病、保健都要從維護腎陽做起。其實，這和我們平時所說的「人活一口氣」異曲同工。這裡說的「氣」也就是人的真氣、元氣，也就是生命的真火。當生命的這團真火在時，人才能夠生存，否則人就會死亡。

為什麼腎陽會有這樣重要的作用呢？如果我們能夠從腎在臟腑中的位置來看，就很容易理解這一點。腎藏精，主人體的生長發育和生殖。腎為人體其他臟腑提供動力，而且溫煦和滋養著其他臟腑。可以說人體的各項生命活動都離不開腎的作用。而腎陽就是這一功能的執行者，腎陽充足，人才能夠擁有生命的基礎，健康生存。

既然知道了腎陽的重要性，那麼我們到底該怎樣調理我們的腎陽，保持腎陽的充盈呢？我常常想，保護腎陽就像保護生命的火種，懂得給它遮蔽風雨、及時添柴，這火種就能夠長久地燃燒下去。而如果不懂得保護，任由這火種被風吹雨打，甚至還不斷從裡邊抽出柴火，火種就會加速熄滅。

我留心過很多前來就診的病人，很多人感慨現在的疾病越來越多而且越來越難治，都寄望於醫療手段的提高來幫助他們解除病痛、延年益壽。作為醫生，我當然也對此抱有衷心的期待，並且不斷鑽研和探索。但在和病人聊天時，問起他們的生活起居、飲食習慣等，我就又會生出另一種感慨來：我覺得現代人各種怪病層出不窮也是必然的。

熬夜、飲食不規律、常吃速食食品、工作緊張、精神壓力大、睡眠時間短、徹夜狂歡、不注意保暖、缺乏運動……這樣的生活方式對於很多現代人來說，就是日常生活的全部。他們一點也沒有意識到，腎陽就在這樣的每一天中悄無聲息地消耗掉了，就像看見一個人手裡握著自己生命的種子，卻毫不珍惜地任由那種子隨意撒落。所以對於前來求診的病人，除了開方拿藥之外，我都會附加一點提醒：改善一項不良的生活習慣，就是在給你的生命之火加一點油。有了這個意識，你是不是會時時問自己：我是不是在為自己的生命之火添柴加油呢？

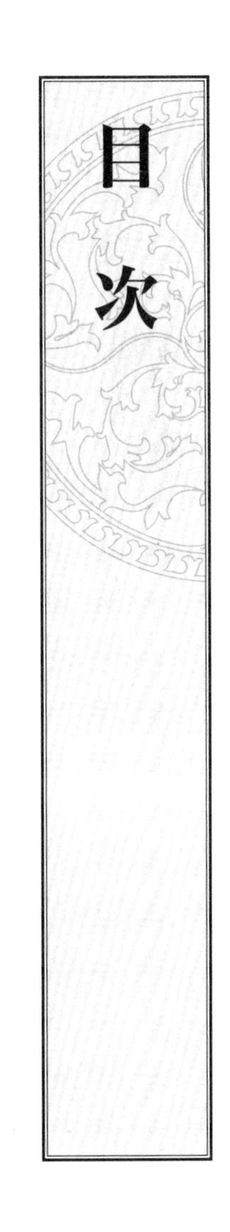

目次

保持青春、不願老去是很多人的夢想。為此，人們去買昂貴的保健品，聽從各種各樣的養生建議，甚至有人幻想有一種不老藥，吃下去就能夠萬事大吉。其實，讓自己保持青春、延年益壽的鑰匙就掌握在自己手裡。腎陽就是最好的「長生不老藥」，保護好我們的腎陽，避免無謂的消耗，你就能夠活得更久、更健康。

第二章 陽為本，陰從之，陰陽平衡才是養生大道

陰陽平衡的狀態就是人體的最佳狀態，也是我們日常養生的最終目標。所以在養生中，我們要分清楚人體陰陽的虧虛，及時調補虧虛的一方，以求達到最好的狀態。但需要注意的是，陰陽又是相依相存的，陽是立命之本，所以在調理過程中，要不損陽氣，同時注意維護陰氣。

第三章 調五臟，安六腑，氣血精津是滋養腎陽的「營養素」

五臟六腑是中醫獨有的概念，是一個人安身立命的基礎和本源，無論是養生還是療疾，都無外乎是對五臟六腑的調養。而腎陽則是全身五臟六腑諸陽之根，《景岳全書·傳忠錄·命門餘義》說：「腎為五臟六腑之本，為水火之宅。五臟六腑之陽，非腎陽不能溫養。」因此腎陽充沛，氣血精津才能輸送到全身其他臟腑，使各臟腑得到充分的滋養。

第四章 辨食物，重功效，食補腎陽要重視同氣相求

食物是最健康的滋補佳品，許多人在補腎養陽時，都將食物當成首選。同時食物跟中藥一樣，也有四性與五味之分，不同性味的食物具有不同的功效。因此在使用食物滋補腎陽時，要注意根據各自的身體狀況選擇不同的食物。

第五章 安七情，調六欲，情志調和才能腎陽不損 143

鬱悶、煩躁、大喜大悲的情緒，看上去只是一時的，卻會影響身體的氣血運行，損害臟腑的正常功能。其實，情志過激也是對腎陽的消耗。一個憤懣滿懷的人總是會比平和安詳的人身體出更多的狀況。所以調理好身體，不但要注意飲食和起居這些日常習慣，還要注意調節好心情，這樣才能夠安享天年。

第六章　順天時，重「紀律」，起居有常才能安養腎陽　171

四時變化、天氣冷暖、晝夜交替是自然界的變化規律，人生活在自然之中，就要根據自然界的變化來適時調整自己的生活，天冷加衣，天暖減衣，日出而作，日落而息，遵守自然的「紀律」，這樣才能夠讓身體得到自然界的良好回饋，安養腎陽，延年益壽。

第七章 經絡通，腎陽升，長壽真訣就在你身藏的「大藥田」中 215

中醫認為經絡是運行氣血、聯繫臟腑和體表及全身各部的通道，經絡暢通，人體氣血運行才不會受阻，健康才能得到保障。每一個穴位都是靈丹妙藥。因此也有人說：「命要活得長，全靠經絡養。」經常按摩與腎相關的穴位，不僅能疏通經絡，更能溫補腎陽。

第八章　女人花，需滋養，腎陽充足才能從內美到外　261

女人如花，追求美麗是她們的天性。女人的一生中，要經歷月經、胎孕、分娩等生理過程，這些都需要充分的腎陽推動、溫煦作用才得以進行。因此充足的腎陽能讓女性朋友陰陽調和，身體得到充分的滋養，讓女人從內美到外。

第九章　疾病生，不求人，增補腎陽，百病從此不上身　301

腎陽對身體疾病的關鍵作用，就好比樹根對樹的作用，身體的各臟腑均依賴腎陽的溫煦，樹枝、樹葉、樹幹依賴於樹根輸送養料，因此增補腎陽是預防疾病的關鍵。

第一章

腎陽足，千年壽，腎陽是最好的「長生不老藥」

保持青春、不願老去是很多人的夢想。為此，人們去買昂貴的保健品，聽從各種各樣的養生建議，甚至有人幻想有一種不老藥，吃下去就能夠萬事大吉。其實，讓自己保持青春、延年益壽的鑰匙就掌握在自己手裡。腎陽就是最好的「長生不老藥」，保護好我們的腎陽，避免無謂的消耗，你就能夠活得更久、更健康。

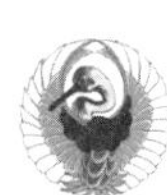

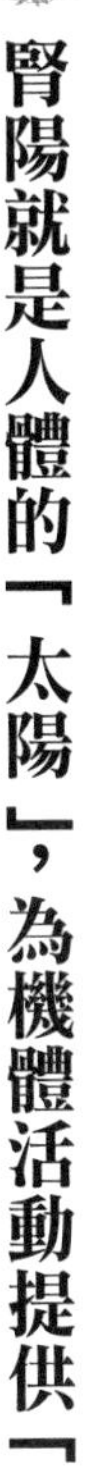

腎陽就是人體的「太陽」，為機體活動提供「能量」

自然界萬物生長離不開太陽的溫暖和照耀，而人體的各項生命活動同樣需要這樣一個「太陽」，那就是腎陽。腎陽是人體諸陽之本，就像是生命的發動機，為人體的活動提供必需的能量。

明代著名醫學家張介賓曾經說過：「天之大寶，只此一丸紅日；人之大寶，只此一息真陽」。意在說明「真陽」對於人的生命健康的重要性。而這裡的真陽實際上指的就是腎陽。因為腎陽是人體陽氣的根本，人體其他臟腑的活動都有賴於腎陽的溫煦和滋潤。如果我們把人比作一輛汽車，那麼腎陽就相當於這輛車的發動機，只有腎陽充足，人體這輛車才能夠運轉正常。如果腎陽不足，人體就會動力不足，正常的生命活動就會出現障礙。

生活裡經常見到一些特別怕冷的人。即使是在夏季，別人吹著冷氣、穿著短袖仍然嫌熱，而他們穿著長衣長褲也不覺得熱。這些人往往有腎陽虛的情況。用比較容易理解的說法，腎陽就像是我們身體裡的太陽，當烏雲密布、沒有太陽時，氣溫往往會比大晴天低上好幾度，同樣，人體的腎陽不足時，火力就會下降，人也會容易感覺身上發冷。

劉小姐剛滿三十歲，可是她患上嚴重的痛經已經好幾年了，每個月的那幾天，對她來說就像是過關一樣。嚴重的時候，她疼得大汗淋漓，只能臥床休息。不管是上學時還是畢業工作以後，這個毛病都給她帶來不少的麻煩。她也想過不少辦法，喝紅糖薑水，用熱水袋暖腹，吃止痛藥等，可是都只能暫時緩解一下，痛經就像個甩不開的影子一樣，緊緊跟著她。劉小姐聽人家說結婚之後，痛經的情況會緩解。可是滿懷希望等到結婚，不但痛經沒有好轉，月經反而越來越不規律，不只一次延遲。到了要生孩子的年紀，劉小姐緊張起來，擔心月經不調會影響生育，就想好好調理一下身體。在朋友的介紹下，她來到了醫館求診。看她面色發黑，沒有光澤，而且有很嚴重的黑眼圈，問她是不是沒有休息好。劉小姐回答，她平時就是這樣子，睡眠一直不太好，容易手腳冰涼，睡醒了也感覺很疲倦。

號了劉小姐的脈，就發現她的手果然很涼，而且脈象沉遲無力。那天的天氣很好，她穿的衣服也不薄，可是身體就像缺乏熱量一樣。她平時很容易拉肚子、腰酸無力，是典型的腎陽虛的症狀。腎陽又被稱作命門之火，命門火衰，不能溫煦身體，所以會表現出陽虛外寒的情況，她才會感覺怕冷。腰為腎之府，腎陽不足，腰部也得不到足夠的溫養，所以容易腰酸無力。腎主生殖，腎陽虛所以整個身體的陽氣都不足，子宮裡也是冷的，月經才會延遲，而且經血顏色發暗，還容易出現血塊。如果不能及時調理，這樣的身體還可能患上不孕症。

經分析，劉小姐就更緊張了，一再追問吃些什麼藥好。其實她不用緊張，這麼年輕，完全可以從日常生活中慢慢調養，改進身體狀況。既然是為懷孕做準備，最好不要用太多的藥物，食補就能夠收到不錯的效果。要注意以下幾個方面。

一、多吃溫熱食物

牛羊肉、蝦、鴿子、桂圓、栗子、生薑等食物都是溫性的，進食之後，能夠使身體很好地保暖，還有補益腎陽的作用。對於劉小姐這樣腎陽虛的人來說，可以多吃。秋冬季的時候，喝一些當歸羊肉湯，不但能夠溫陽驅寒，還有補益身體的作用。具體做法是：當歸二十克，羊肉二百克，生薑、黃酒各適量。把羊肉洗淨後切塊，放入鍋中燒開後，加入當歸、黃酒和生薑，煮至水開後轉小火慢燉兩小時左右，加鹽調味即可。經常喝此湯能夠補腎溫陽、補血活血，對於痛經、手腳冰涼、睡眠不安等腎陽虛狀況有很好的改善作用。

二、穿衣注意保暖

如果身體本來腎陽不足，就像沒出太陽一樣，如果還不注意保暖，就更容易受寒。所以不管是冬天還是夏天，都要注意保暖。不要擔心穿得太多影響美觀，尤其要注意腹部的保暖，以免腰腎受寒。夏天長時間待在空調屋子裡，也要準備一件外搭的衣服，防止受涼，日久傷及腎陽。冷飲也要少吃或不吃，因為進食冷飲之後，臟腑也要動用陽氣去暖它，同樣會傷及陽氣。

三、不要思慮過度

思慮多是很傷神的，同樣是對身體的一種消耗。不管是緊張還是擔憂的情緒，都會消耗身體的熱量，短時間內看不出問題，可是久而久之，就會傷及腎陽。俗話說

「女人心，海底針」，女人本身心思比較細密，如果總是東想西想，就會影響到身體的健康。尤其是腎陽虛的人，本來腎陽用來維持基本的生理需要都嫌不足，還要花費一些能量用在思慮擔憂上，時間久了，身體會更虛。

四、多曬太陽

現代人每天都坐在辦公室裡，曬太陽的機會很少。其實曬太陽對於溫補腎陽也很有幫助，腎陽就是我們人體的太陽，借助於太陽給身體的能量，腎陽也能夠得到補益，從而給生命活動提供更多的能量。

劉小姐按照這些方法，堅持了半年多，再見到她的時候，她的臉色紅潤多了，精神也好了許多。不但手腳冰涼的毛病改善了，痛經的情況也好了許多，已經做好準備當媽媽了。

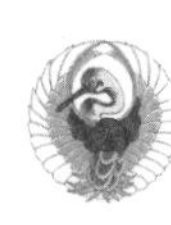

活不到一百歲，腎陽衰敗惹的禍

科學研究證明，人的正常壽命應該不少於一百歲。可是現實生活中，很少人能夠活到一百歲。追根究柢，這其實都是腎陽衰敗造成的。如果能夠保持腎陽的充盈，人人都能夠健康長壽。

健康長壽自古以來就是人們追求的目標。古今中外的專家、學者投入了大量精力對此進行研究，有很多人甚至把這個目標當做畢生的追求。有一個有趣的現象：長壽也是「紮堆兒」的（編按：有群聚現象）！和朋友們聊起這件事，他們的反應也是各不相同。有的說「人家那地方水土好」；有的說「這都是遺傳問題」；也有的說「這和生活方式有關係」。細想起來，這些說法都有一定道理，但也並沒有說明長壽的根本原因所在。在筆者看來，人是否能夠長壽和腎陽的消耗有關，腎陽消耗得快，人就會加速衰老。

成語中有一個很形象的詞用來形容生命漸漸衰竭的過程，那就是「油盡燈枯」。年邁衰弱的老人，被稱作「風燭殘年」。這就是把生命比作一盞油燈，等到燈中的油慢慢耗盡，生命也就走到了終點。而我們所說的腎陽，就像是這燈盞中的燈油一樣，過度消耗就會加快衰老的步伐。

這是很容易理解的。只要想一想生活裡常見的情形，就能夠明白。兩個同樣年紀的人，過於勞累或失於保養的人總要比注重保養、生活規律的人看上去衰老得多。注重保養的人，就是在不斷給自己的油燈去除污垢，做好防護，添加燃料。而失於保養的人則是把自己的油燈置於一個風吹雨打的環境中，任由燈盞自生自滅。

一個老朋友感慨地說，現代人的生活條件雖然提高了，可是並沒有因此而長壽。各種各樣稀奇古怪的疾病層出不窮，又面臨著很大的生存壓力，人活得越來越累，也越來越脆弱了。這其實是一個惡性循環。因為生存壓力和不良的生活方式，人們對於腎陽的消耗越來越多，而腎陽的衰敗帶來了各種各樣的疾病，疾病又會加劇腎陽消耗，從而加速人的衰老。要延緩衰老，並不是一個不可能的任務。

早在我國古代的醫學典籍《黃帝內經》中對於能否長壽的問題就有過明確的說明。「上古之人，其知道者，法於陰陽，和於術數，食飲有節，起居有常，不妄作勞，故能形與神俱，而盡終其天年，度百歲乃去。」這句話就說明了活過一百歲並不是夢想。只要保持陰陽平衡，遵循自然規律，飲食有節制，起居規律，不過度操勞，不過於勞神，就能夠延年益壽。

很多人都明白衰老是一個自然規律，人都會衰老，腎陽總是在不斷消耗中，但往往忽略了生活方式對於腎陽的影響。每每看到前來就診的那些未老先衰的年輕人，就會感到痛心，總是不厭其煩對他們提出一些生活建議。告訴他們：你們在理財上懂得開源節流，其實我們的腎陽消耗也是需要開源節流的。減少消耗，同時注意保養，整個生命的品質就能夠得到很大的提升。

曾經看過一則廣告，廣告語很吸引人：「六十歲的人三十歲的心臟，三十歲的人六十歲的心臟。」至今還記得廣告中那位精神抖擻的老人，他身著運動裝，輕鬆自在地拍著籃球，充滿了陽光和活力。在給患者診病時，曾經不只一次給他們舉過這個例子，不過是用「腎陽」代替了廣告語中的「心臟」。我們只看到老年人頭髮變白、牙齒脫落、腿腳僵硬、耳聾眼花這些表面上的老態，其實這些衰老都是內部臟腑功能的衰弱所致，而臟腑的動力來源於腎陽的供應，從這個意義上講，避免腎陽的衰敗就是在為活到一百歲做準備。

曾遇到過一個很年輕的小夥子，他在一家外商公司工作，收入很高，工作很忙，可謂新貴一族。他工作很拼命，徹夜加班是家常便飯，忙起來有時候連飯也忘了吃。因為工作壓力大，經常感覺心情很鬱悶，就需要經常放鬆、發洩一下。而他的放鬆方式就是到ＫＴＶ裡狂吼一通，一玩也會玩個通宵。吼完了，鬱悶的感覺發洩出去了，他會覺得心裡輕鬆了很多，又能夠為工作拼命了。這樣的生活過了兩年，他就感覺身體出了大問題，經常覺得心情煩躁，精神不好，睡眠也不好，還出現了尿頻、陽痿的情況，甚至冒出來很多白頭髮。他很無奈地前來求診，一開口就滿腹牢騷。他的臉色很蒼白，舌苔也很白，再聽他一說症狀，就感覺他有些腎陽虛。如果他再不改善生活方式的話，身體一定會生大病。

日常的生活方式良好就是給「腎陽銀行」存款，保持充足的睡眠、飲食規律、不過度玩樂，腎陽就消耗得慢，人也就不容易老。而不睡覺、過度操勞、拼命玩樂就是不斷在腎陽銀行提款，這樣的揮霍會使腎陽不斷消耗，也就會加速衰老。雖然一兩次熬夜看不出對身體有什麼影響，休息之後就感覺精力又恢復了。但每一次都是在悄悄消耗腎陽，累積到一定程度，就會出現大變化。我們生活裡很多過勞死的例子看似突然，其實都是這樣慢慢累積而來的。

年輕人如此，中老年人更是這樣。衰老不是一下子降臨的，而日常習慣也不是一天兩天養成的。做好抗衰老的工作，注意對腎陽的保養，才能夠盡享天年，活到一百歲。

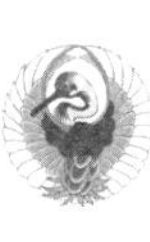

小兒是「純陽之體」，援助腎陽從寶寶做起

人的生長發育依賴腎陽的作用，而小孩子總是長得很快，是因為小兒是「純陽之體」，陽氣生發，生機蓬勃。為了讓孩子發育得更好，防止體弱多病，有必要從小就幫助孩子援助腎陽。

很多人認為人到了中老年時腎陽漸漸衰弱，所以養護腎陽就要從中老年時開始。其實不然。腎藏精，主生長發育和生殖，腎的功能強弱在生命之初就會對人產生重大的影響。寶寶的牙齒、骨骼、頭髮等身體各個部位的發育，甚至智力發育及身體的免疫能力都會受到腎陽的影響。我國古代的醫學家認為，小兒是純陽之體，腎陽充足，所以能夠發育旺盛，陽氣生發，就像是春天的草木，欣欣向榮，表現出蓬勃的生機。而一旦小孩子腎陽不足，就可能出現發育遲緩、免疫能力低下的情況，嚴重影響寶寶的健康。所以援助腎陽，要從寶寶做起。

小孩子的生長往往會出現很矛盾的情況，一方面他們顯得十分活潑好動，好像根本不知道累，而另一方面，小孩子又往往身體抵抗力很差，動不動就生病。其實，這都和小兒的「純陽之體」有關。旺盛的陽氣讓小孩子們活力十足，但如果陽氣過盛則很容易傷及陰津，引發熱病。不管腎陽的過盛還是缺乏，對於寶寶的生長發育都是不利的，也都是需要父母給予援助的。

如果你見過先天不足的孩子，就很容易理解為寶寶補足腎陽的重要性。在行醫過程中，遇到過不少先天體弱的孩子，有的孩子因為腎陽不足而多病，但在父母的精心照顧下，能夠慢慢調理好，擁有一個健康的身體。也有的孩子先天不足，後天又缺乏足夠的調養，大半生都病歪歪地度過。

前幾年，曾遇到過一位媽媽帶著孩子前來治病。那個男孩看上去很瘦小，臉色發黃，頭髮也黃黃的，他媽媽說他五歲了，可是他一點也沒有同齡孩子的活潑，靜靜坐在那裡，很文靜的樣子。說起這個孩子，那位媽媽是一肚子苦水。她說孩子是早產兒，七個月就生下來了，剛出生時還不到二千五百克重，放在保溫箱裡足足有一個月的時間。從那時候起，孩子就時不時生病，一家人時刻提心吊膽，生怕哪一次孩子就挺不過去了。在同齡的孩子裡，他長牙晚，胳膊腿都沒有別的孩子強壯，顯得軟軟的，一副病歪歪的樣子。孩子還特別膽小，甚至比小女孩膽子都小。他吃飯也不行，家裡人為了給他補身體，買了很多保健品和營養品，可是孩子很挑食，很多東西都不吃，稍稍多吃一點，還不消化，反而會鬧幾天肚子。那位媽媽感慨地說，只要有什麼傳染病，他都是第一個中招。長到這麼大，在醫院的時間幾乎和在家的時間一樣多。因為經常生病，也沒辦法和別的孩子一樣上幼稚園。個子也矮，跟比他小一兩歲的孩子差不多高。這一次，他是因為腹瀉了很長時間，總也不見好轉而前來求診的。

對那個瘦瘦小小的孩子，當即判斷有嚴重的腎陽不足。於是告訴這位媽媽，對於這個孩子的身體，還是要慢慢調理，補足腎陽。他因為先天不足而影響到了正常的生長發育。腎主骨，而齒為骨之餘。孩子腎陽不足，所以骨骼和牙齒的發育都缺乏腎陽的滋養，所以牙齒長得晚，骨骼也不夠強健。腎其華在髮，腎陽充足的孩子才能夠頭髮黑亮濃密。而這個孩子腎陽不足，所以頭髮也是黃黃的。腎在志為恐，腎陽不足的孩子就會顯得十分膽小。腎為先天之本，會影響到脾這個後天之本的正常功能，所以腎陽不足的孩子往往胃口也不好，吃完食物不容易消化。孩子的種種毛病其實都是因為腎陽不足所致，要根除孩子的疾病，就要從援助孩子的腎陽開始。

這位媽媽聽後連連點頭，忙追問到底應怎樣調理，要不要吃些藥。其實這種先天性的不足之症不是一天兩天就能夠調理好的，是藥三分毒，更何況孩子本來就腎陽不足，最好還是以食療為好。針對孩子脾胃功能不好的情況，可以給他做一些有補腎陽作用的羹湯之類，像雞蛋羹、豬髓粥、栗子粥等都是不錯的選擇。雞蛋、豬骨髓、板栗等都有很好的補益腎陽的作用，而且做成羹湯，軟糯可口，易於消化，十分適宜孩子食用。

這位媽媽說孩子很少到戶外去活動，孩子不太愛動，家裡人也覺得孩子體質差，擔心到戶外活動受寒或感染什麼病毒，就很少讓他出門。應鼓勵孩子多到戶外活動，曬太陽、跑步、打球都很好，運動不但能夠提升陽氣，還能夠強健體魄，尤其是對於這種膽小體弱的孩子，還能夠起到促進身體發育的作用。

其實，除了這種先天腎陽不足的孩子，還有些小孩體質偏熱，陽氣旺盛，很容易出現咽乾喉痛、發熱、長口瘡等各種熱病。對於這些寶寶，父母同樣要注意幫孩子援助腎陽。《醫學源流論》中有「小兒純陽之體，最宜清涼」的說法，就說明了滋陰去火對孩子的重要性。民間對此也有一定認識，俗語有「若要小兒安，三分飢與寒」的說法。現代人的生活條件提高了，準媽媽們的營養狀況也很好，寶寶們又得到精心的照顧，那種先天腎陽不足的寶寶已經很少了，反而是營養過剩、食積上火的寶寶越來越多。穿得太多、吃得太飽反而成為影響孩子健康的大問題。

為了幫助這些寶寶更好地援助腎陽，建議一要減少飲食，食物要清淡。不要給寶寶吃桂圓、芒果等熱性的水果，煎炸、甜膩、香脆的食物也要少吃，用新鮮的蔬菜水果來代替各種零食。二要讓寶寶多喝水，以促進體內廢物的排出，滋陰去火。三要保證充足的睡眠和多做戶外活動。睡眠好的寶寶身體強壯，抵抗疾病的能力也會提高，而且不容易上火。而適當運動則能夠散發體內多餘的積熱，也有助於扶助腎陽。

從小援助寶寶的腎陽，寶寶們就能夠發育正常，身體健康，活力十足。

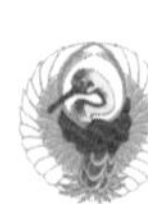

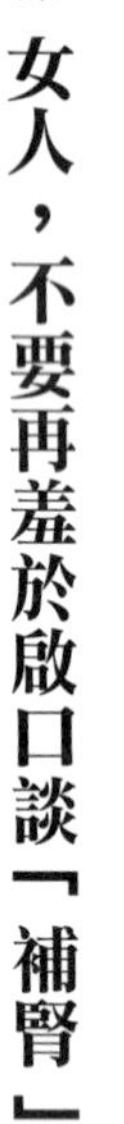

女人，不要再羞於啟口談「補腎」

很多人把補腎和壯陽等同起來，認為補腎就是男人的事，和女人無關。其實女人的身體更為嬌弱，也容易出現腎虛的情況。不管是美麗的容顏、健康的身體，還是正常的生育功能，都和腎有關。

林小姐剛剛二十出頭，對中醫有很濃厚的興趣。閒來無事的時候，她就喜歡與人探討一些中醫問題。偶爾身體有什麼不適，也會及時來調理一下。林小姐正是愛美的年齡，這些天她正在為皮膚乾燥的問題苦惱，她說自己以前的皮膚很好，那時候只是用清水洗洗臉，隨便抹一點便宜的護膚霜就光滑滋潤，看上去很有光彩。可是現在不知道為什麼，一到天氣乾燥的時候，她的皮膚就顯得乾澀粗糙，頭髮也毛毛糙糙的，還口乾尿頻，整個身體都乾得厲害。為了改善皮膚乾燥的問題，她花很多錢買了高級護膚品，用過那些昂貴的護膚品之後，卻發現沒什麼改善。她以前都是素顏朝天，現在正琢磨著是不是買些化妝品來掩蓋一下。聽她不斷傾訴著煩惱，也很能理解她的煩躁，但這個只怕化妝品改善不了，還是由內調理比較好。

接著又問她最近生活上有什麼變化。林小姐想了想回答說，別的沒什麼，穿衣吃飯都是老樣子，只是工作有些忙，加了幾次班，有時候還熬到深夜。熬夜後第二天會感覺身體很累，還會出現尿頻、腫眼泡和黑眼圈等症狀。不過休息之後就好了，她也沒怎麼在意。這正是皮膚乾燥的原因所在了，因為熬夜傷神，耗費精血，而肝血無法濡養皮膚和頭髮，自然會顯得乾燥粗糙。熬夜之後往往會有些虛火，顯得口乾、皮膚乾也是正常的。林小姐聽了，問那是不是需要瀉肝火。因為是虛火，如果過度瀉肝火，反而會傷身，最好的辦法就是補腎。肝腎同源，腎水的充足能夠滋養肝血，從而使身體得到足夠的津液。再說尿頻、腫眼泡的症狀正說明了有些腎虛，不能很好地代謝水液，所以適當補腎也能夠起到很好的調節作用。

很多女性遇到跟林小姐一樣的問題時，往往首先想到的是上火了，有些人還會自己選擇一些瀉火藥來吃。殊不知，肝是藏血的器官，女性的健康和氣血的充足息息相關。每個月固定的失血及熬夜等不良的生活習慣，都會造成女性氣血不足的情況，肝得不到氣血的滋養才會出現虛火。這時首要的調理方式應該是補血柔肝，讓身體得到充足的陰液滋養。如果一味瀉火，反而會加重體虛的情況。明代醫書《醫宗必讀》中提到：「東方之木，無虛不可補，補腎即所以補肝；北方之水，無實不可瀉，瀉肝即所以瀉腎。」可見，肝腎之間相互依存，如果過度瀉肝火，久而久之就會傷腎。從長遠來看，這是損傷身體正氣的做法，對健康不利。而腎正屬水，腎水充足的女人，才能夠明眸如水、肌膚潤澤、頭髮烏亮。

對於林小姐，有以下建議來補腎。一是要保證睡眠。我們平常說女性要睡美容覺就是這個道理。尤其是晚上十一點到凌晨一點的時間，這個時候陰氣最盛、陽氣最弱，而且是膽經運行的時間，這個時候的睡眠能夠促進膽經的活躍，還有很好的養陰作用。如果經常熬夜，錯過這個最佳睡眠時間，女性就會顯得面色灰暗、氣血不足，皮膚也會失去光澤。即使工作不可避免，也要保證在第二天的中午時小憩一會兒，以恢復體力，補足陽氣。

二是少吃寒涼食物。很多女性愛吃各種冷飲，特別是體內有虛火時，感覺吃點涼東西很舒服。可是如果吃寒涼的食物太多，是很傷腎的。而且寒濕凝滯在體內，還會影響氣血的流通，影響女性正常的月經。很多愛吃涼東西的女性會出現腎陽虛，引起痛經、月經不調等問題，時間長了，氣血的瘀滯還會在面部形成色斑、暗沉等，不但影響容貌，還會失去健康。

三是適當進食一些補腎食物。如像林小姐這樣有尿頻症狀的，多因腎虛氣化無力所致，吃一些補腎的食物會很有幫助，枸杞子、山藥、黑豆、栗子、核桃仁等都有很好的補腎養虛作用。女性也可以用這些食物來煮美容粥，經常喝一些，既美味養顏，又能調理身體，可謂一舉多得。為了收到更好的效果，女性可以根據自己的身體狀況搭配食材，如有水腫情況的，可加入祛濕的薏苡仁，而血虛的可加入一些補血的紅棗等。

腎虛帶給女性的問題遠遠不只皮膚乾燥和黑眼圈這麼簡單。被愛美的女性視為大敵的肥胖也可能是腎虛引起的。對於一位多次減肥失敗而煩惱不已的女性，可試一試補腎。她身材肥胖，但是一點勁兒都沒有，走路都氣喘吁吁的。而且和別的胖人不同，她很怕冷。為了減肥，她嘗試過各種各樣的減肥藥，而減肥藥的成分多為決明子、荷葉、竹葉等寒涼的藥物，能夠加速排泄。她自述雖然品牌不同，但幾乎所有的減肥藥吃下去她都會腹瀉好幾天，有時候感覺身體都要脫水了才能減掉幾斤。可是只要藥一停，減去的體重很快就回來了。後來發現她體內痰濕很重，而寒涼的藥物讓她體寒得更加厲害，痰濕根本排不出去。對於她這種腎陽虛，只有補腎讓腎陽得到補益，從而促進氣血的暢通，才能夠把多餘的痰濕排出體外，體重自然也就下來了。之後，她開始注意保暖，同時食用一些菜豆、枸杞子、糯米、鯉魚等食物來養腎補陽，很快減肥就見了成效。

腎好的女性才能夠擁有健美身姿、靚麗容顏，保持身體的健康，所以不管任何年齡的女性在補腎時都無需羞於出口。

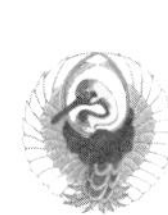

公開鼓勵：男人需要「補腎」

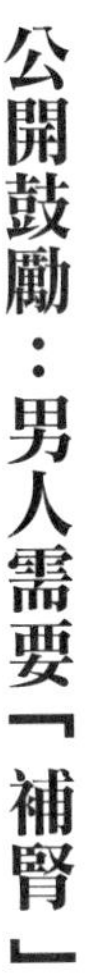

補腎對於很多男人來說，都不是什麼新鮮事。但也有一些人對於補腎有一些誤解，認為補腎就是壯陽，把男人補腎和提高性功能畫上等號。其實，生活節奏的緊張、壓力的增大，會讓很多男人出現腎虛的情況，適當補腎，很有必要。

稍加注意就會發現，如今電視、廣播、網路上各種各樣的補腎廣告層出不窮，在這樣的攻勢下，很容易讓人產生「十男九虛」的錯覺。我在出門散步時也曾經遇到街頭散發小廣告的人，接在手裡，十之八九也是補腎藥。稍加留心就會發現，他們的宣傳往往十分誇張，「男人疲勞就是腎虛」、「腎虛就要補」、「補腎才能壯陽」等廣告詞讓壓力重重的現代男人不由得心裡嘀咕：男人到底需不需要補腎？

對這件事，除了專業人士的態度比較謹慎外，很多人對這個問題都有疑惑和誤解。曾有一位朋友就這麼說：「我覺得生活壓力這麼大，每天家裡家外忙，真的感覺很疲勞，既然補腎是個潮流，我想適當補一補總不是壞事。」還有的人則感覺腎虛會性功能不好，補腎就是為了壯陽，所以在腰酸的時候，會對自己的性功能產生懷疑，而偷偷買補腎藥來吃，希望能夠提高自己的性能力。

其實，這些認識都是錯誤的。中醫所說的腎並不是單指人體的腎臟，而是包含了腎臟及其相關的一系列功能活動，例如腎藏精，主生長發育和生殖，就說明了人的生長發育情況及生殖能力都和腎有關。我們知道，腎主骨，其華在髮，其志在恐，可見，精神狀況、骨骼的健康與否、牙齒和頭髮的生長情況也都和腎有不可分割的關係。腎好的人，精神健旺、思維敏捷、骨骼強健、睡眠良好、耳聰目明，有正常的免疫力。如果腎虛，則會影響到人體的元氣，表現出腎相關功能的減退，如夜尿頻多、精神倦怠、腰酸腿軟、失眠多夢、胸悶氣短、耳鳴耳聾、髮落齒搖、畏寒怕冷、記憶力減退、陽痿早洩等。補腎並不是趕潮流的事，也不是提高性能力的手段，只有正確地判斷人的身體狀況，才能夠弄明白是否有腎虛的情況，是否需要補腎。

有些人被補腎廣告蠱惑而買下昂貴的補腎產品，本來抱著補益身體的希望來服用這些藥物，結果不但對身體毫無幫助，反而可能傷及健康，引發疾病。一位姓張的先生就因為誤吃了補腎藥引起身體不適而前來就診。他四十多歲，正當中年，自己經營著一家小公司，因為競爭很激烈，他只能把大部分時間都泡在公司裡。東奔西走談客戶，應酬四面八方的關係，管理員工，處理訂單，都是他一個人忙活。每一天都特別累，經常是回到家坐在沙發上就睡著了。家裡的老人孩子都靠妻子照顧。他心裡也覺得虧欠了妻子，可是好不容易抽出點時間，想和妻子親熱的時候卻發現身體根本不聽使喚。雖然妻子安慰他只是太累了，可是張先生卻緊張起來。他一想到自己經常腰酸腿軟，感覺疲勞，就認為自己腎虛了，就開始留意小廣告上的補腎藥。最終他買了一個療程的產品，放在辦公室裡，每天吃一點。他感覺確實有點效果，他早洩的情況好轉了，可是新的問題出現了。吃了這些藥之後，他經常頭暈耳鳴、口乾舌燥，時不時還會冒虛汗，睡眠也不安穩了，心情變得很煩躁。他意識到可能是這些補腎藥的問題，就馬上停了藥，前來就診。

他特意帶了一些補腎藥來，那些藥物成分都是一些溫熱的壯陽藥，還引用了一些醫學典籍中的文字，說明這些成分有怎樣補腎壯陽的作用。再看張先生面色發紅，舌紅少苔，問他是不是小便黃少，他點頭說是。於是判斷他是典型的腎陰虛，因為工作壓力大，缺乏運動，經常過於勞累而傷及津液，所以體內陰液不足，本來適當滋陰就能夠很好地調理身體，補足腎陰。可是他誤服了能夠快速壯陽的藥物，加重了內熱，使得相火妄動，火迫精泄。而且火逆於上，他才會心煩氣躁，咽乾口渴，睡眠也不安穩。幸虧他及時停了藥，不然會對他的健康造成更壞的影響。

張先生問是不是不需要補腎，他確實需要補，但要重在滋腎陰，而不是補腎陽。建議平時多泡一些枸杞茶來喝，如果有時間，也可以煮一些枸杞銀耳湯，或者在煮湯時加入一些西洋參、女貞子、玉竹等甘寒清火的藥物，以便很好地滋陰補腎。為了保證食療取得更好的效果，囑其一定要注意休息，特別是要保證充足的睡眠。熬夜不但傷腎陽，還會消耗津液，傷及腎陰，如果長期熬夜，就可能造成陰陽兩衰的情況，對於補腎毫無幫助。

其實，現代男性往往因為工作壓力大、精神緊張、缺乏運動等種種問題，出現全身性的臟器功能衰退，特別是腎陰虛更為常見，但是即使補腎，也不要把補腎和壯陽等同起來。而到了老年，身體各個臟腑漸漸衰弱，腎陽就容易出現不足，這時候，老年人會表現出怕冷畏寒、四肢發涼、精神倦怠、夜尿頻多、五更泄瀉等陽虛的情形，這才需要補充腎陽。但不管是什麼年齡的男人，如果身體不是極度虛弱，補腎都應以平和的方法為主，而且要注意因人而異。即使壯陽，也不宜選用速效壯陽藥物，以免傷身。

有一些人是很容易出現腎虛的，如嗜煙嗜酒、飲食無規律、經常喝濃茶、久坐不動、性生活頻繁的人及電腦一族都是腎虛的高危險群，對於這些人來說，最好在醫生的建議下及時補腎，預防嚴重疾病的發生。

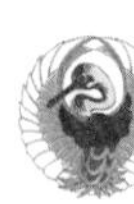

誰冒犯了我們的腎陽？縱「欲」在作祟

人有三大欲，食欲、睡欲、性欲望，一個人如果沒有了這三大基本欲望，生命力則值得懷疑。但是，我們平時的生活中，滿足這人之初的三大欲望之外，還有許多物質的、精神層面的欲望。正常的欲望是使人進步的動力，可是如果欲望過甚，不僅使人變得貪婪，還會傷害身體，損傷腎陽。俗話說，欲望是個無底洞，人最怕的是「欲壑難填」，放縱自己的欲望去作惡，就會變成一個貪婪無度的小人，損害我們身體的根本，侵犯腎陽。

蔣太太就是這樣一個喜歡全力以赴、賣命幹活的人，她一旦決定做某一件事情，能達到忘乎所以、破釜沉舟的程度，惹得蔣先生經常責備她，難道不會有明天了，非得要在一天把所有的事情都做完嗎？可是蔣太太就是這樣，內心像有一團火，幹起活來恨不得把自己投入火中，化為灰燼。欲望太大，內火過盛，每次做什麼事情都像飛蛾撲火，結果是不僅事情沒做好，反而傷了身體。我們可以充分調動內心火一般的熱情，但欲望不要太強，不應該眼睛緊盯著目標，而忽略了沿途的風景。說到底，人生是一個過程，一種體驗，而不僅僅是一種目的。所以我們平常做事情應該從興趣出發，遵從自己內心的真實需要，而不是光憑意志來抉擇。人的腎陽對臟腑有推動、溫煦作用，這是人的精、氣、神的來源，是促使人做某件事的動力，但如果過分馭使這種精神的力量，內耗過甚，久而久之就會使人發生「過勞死」。

現在人們的物質生活和精神生活都異常豐富。當我們心安理得地享受著物質豐裕帶來的生活優裕時，對更多物質的追求、物欲的誘惑也在與日俱增。思想意識形態的轉變則在於功利主義逐步膨脹，許多人在滿足欲望、改造物質環境的過程中，忽略了加強自我精神的昇華和修煉，許多傳統的、優秀的東西被忽略，或被看成過時的東西而棄之身後。

其實，時間久了，我們逐漸會發現，並不是所有在別人身上發生的事情，也適合發生在自己身上。

蔣太太的一個表親就曾經是一位追逐官場風雲的得意人物。本來，蔣太太的這個表親在某個研究所裡擔任主任職務，也算得上是一位成功人士。然而，他權欲很重，在位置上坐久了，不再滿足於只對一個小範圍內的人發號施令，而希望有更大的舞臺供自己表現。他喜歡沉浸在那種高高在上、被人前呼後擁的滿足感裡，渴望得到更多的榮譽。

在權欲的誘使下，這位主任內心的和諧與安詳被打破了，剩下的是對於權欲的惡性膨脹，他為了自己在官場上不斷往上爬，變得心浮氣躁，唯欲是願，以自我為中心，將所有得到的東西視若無睹，將之當成理所當然。對下屬冷酷無情，而對上司則阿諛奉承，盡力討好。可是沒過多久，這位主任就因為貪污東窗事發，被警察機關逮捕。

再出來時，身體便垮了，來診時見他氣機紊亂，血脈虛衰，臉色發黑，命門之火行將熄滅，皆是因為平時欲望過重，殫精竭慮而損傷腎陽的結果。

中醫認為，腎藏志，腎「在志為恐」，「恐傷腎」。如果經常處在如履薄冰、膽戰心驚的情志失調狀態下，會大量耗費腎陽，腎陽虛耗則使人意志消沉、失眠健忘。另一方面，可導致氣機紊亂，氣鬱火大，損耗腎陰。

這位先生問有什麼法子幫助他從這種狀態下解救出來，恢復腎陽。倒可以開一些補腎養陽的藥物，但疾病的關鍵還在於自己平時要注意息欲靜心，把一切看淡才好啊。

這位先生又問：「要如何才能做到把一切看淡呢？」

要做到這一點，主要的是要保持一顆平常心，以常人的心態來看待自己、要求自己。佛家認為，有求皆苦；儒家說，無欲則剛；道家言，清心寡欲方可得道；我們平常人則說，平平淡淡才是真。當你在一番激烈的角逐中全身而退時，你會感受到淡泊明志的可貴。其實說白了，保持一顆平常心也是一種人生智慧，它能使人胸懷坦蕩、不驕不躁、不惑不餒，永遠保持一種從容的心境，在身心平和中感受到生命的從容。

蔣太太的這位表親回去後，每天在家澆花養魚，餘時開始試著著書立說，把自己的官場經驗述諸筆端，性情恬淡了許多，腎陽得到保護，重新變得充沛了。

第二章

陽為本，陰從之，陰陽平衡才是養生大道

陰陽平衡的狀態就是人體的最佳狀態，也是我們日常養生的最終目標。所以在養生中，我們要分清楚人體陰陽的虧虛，及時調補虧虛的一方，以求達到最好的狀態。但需要注意的是，陰陽又是相依相存的，陽是立命之本，所以在調理過程中，要不損陽氣，同時注意維護陰氣。

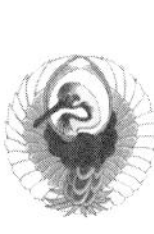

要想不生病，一定要陰陽平衡

如果陰陽兩者不相協調，那就像一年之中只有春天而沒有秋天、只有冬天而沒有夏天一樣，一切生命將失去生存的條件。因此，保持陰陽協調，這才是養生中最重要的法則。

春天到了，朋友在陽臺上擺了幾盆花，精心伺候，愛護備至。然而，花長得並不快，快兩個月了，還是剛買時的模樣。朋友忍不住抱怨：「您說這花怎麼就是不見長啊？陽臺的陽氣這麼足，另外，澆水、施肥、捉小蟲子這些事我一件都沒敢放鬆，在這麼好的環境下這花不長也就算了，但怎麼看怎麼感覺不如長在地面上的看著有生氣，這真是沒道理啊。」

其實，陽臺上環境雖好，但是缺少了一件東西，這件東西就是「地氣」，地氣也可以理解為陰氣。陽臺上的植物不能接通地氣，陽氣雖足，但陰陽並不協調，所以才會長得慢，看起來也不夠有生氣；而生長在地面上的植物地氣充盈，陽氣旺盛，即使地面的生長環境惡劣，但是植物卻很有生命力。

不僅植物，人也如此。春天到來了，自然界的陽氣漸漸充盈起來了，推薦所有的老年人、孩子和體弱多病的人，在陽光明媚的時候多出去接接地氣，在接地氣的同時接受「天氣」，這樣有助於「人氣」迅速地充盈起來。

現代人多數都處於陰陽失衡的狀態，不是陰虛，就是陽虛，為什麼呢？你看啊，現代人穿的都是塑膠底子的鞋，走的是硬化過的地面，住的是封閉的樓房，搭乘的汽車也近乎是密閉的空間，可以說，現代人恨不得將自己層層包裹起來。這樣不僅接不到地氣，也無法良好地接通「天氣」。天氣、地氣不能夠通暢，所以「人氣」也漸漸衰下來了。

該如何接通地氣和天氣呢？最好的方法就是赤著腳、披散著頭髮，走在室外大地的地面上。有人怕赤腳容易被割傷，那您就穿著布鞋，因為布鞋是不妨礙地氣通過腳底傳入人體的；另外，春天多風，有人害怕受涼，就戴著帽子，或是用圍巾將頭部包起來。事實上，這完全沒有必要，建議您一定不要戴帽子，也不要包圍巾，您只需適當多穿些衣服，就並不妨礙「春捂」*。

經常出去接天氣、通地氣，就是春天最好的養生方法。

為什麼這麼說呢？古人認為，天地之機在於陰陽之升降，天為陽氣，地為陰氣，有升有降，才能實現陰陽的協調一致。古人還認為天、地、人乃是一個整體，當一個人立於室外的大地之上時，湧泉穴在足以應地，主精，所以，建議人們不要穿鞋，或者只穿布鞋，這樣有利於地之陰氣通過湧泉穴傳入人體；百會穴在頂以應天，主氣，正因為如此，建議人們不要戴帽子也不要包圍巾，以便於天之陽氣透過百會穴匯於人體；璇璣穴在胸以應人，主神。當天、地、人三者合一，就會通過自然的方式調整人體中的陰氣與陽氣，促使其恢復平衡狀態，而能夠保持陰陽平衡，人就能精、氣、神俱全，神采奕奕。為什麼那些本來委靡不振、昏昏欲睡的人，一到了春天，出外踏青一次，就顯得精神抖擻，就是這個原因。

而一旦人體的陰陽不協調了，人就會失神，就像那位朋友養在陽臺上的花，受到

---

*編按：「春捂秋凍，不生雜病」為中國一保健諺語。春捂意指春季雖要轉暖，但不要過早脫掉棉衣，仍要適當保暖。

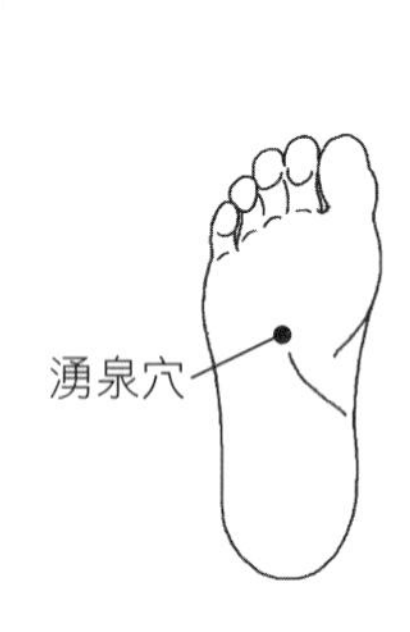

圖一　湧泉穴

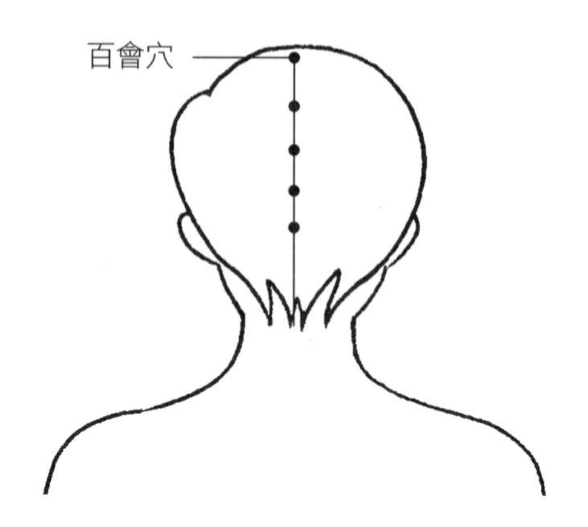

圖二　百會穴

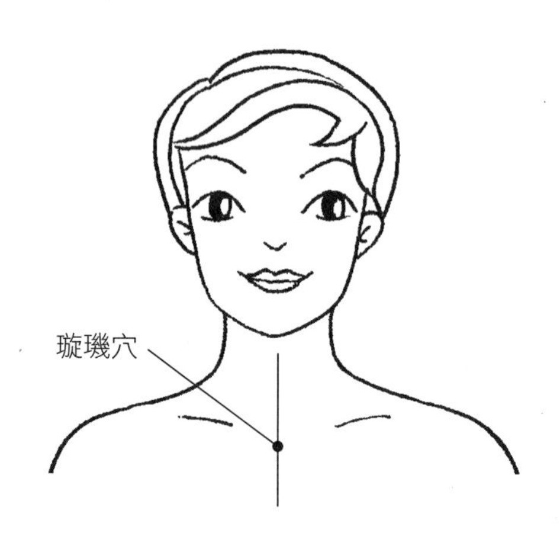

圖三　璇璣穴

再多的照顧，也顯得沒有什麼生機。

陰陽不協調，這其實也是現代人百病叢生的根本原因。《黃帝內經・素問・生氣通天論》一篇中曾說「陰平陽祕，精神乃治」、「陰陽乖戾，疾病乃起」。「平」是指平衡，「祕」是指固守、固密，「乖戾」是指違背、不一致，這句話的意思就是說，陰氣平衡了，陽氣固密了，那麼，身體就健康，精氣神就好；而陰氣與陽氣互相不平衡、不協調，人體就會百病叢生。

因此，保持陰陽協調是養生中最重要的法則。

細心人會發現，中醫的各種治療保養方法，如中藥劑、推拿按摩、經絡、拔罐、艾灸、牽引等，其實，其最終的目的都是在調養人的整體，使之恢復陰陽平衡的狀態。

有位漂亮的白領女士，患有抑鬱、焦慮、月經失調、痛經且驚悸多汗，遍求名醫而不癒。初來診治時，也是找不到病根究竟在哪裡。後來，經詢問她一些生活上的情況，知道這位女士已經三十五歲，因為忙於事業，至今未婚。於是就知道病根在哪裡了，就告訴她一個針對性的「治病」方法。

這位女士聽了後，將信將疑，但最後還是照辦了。半年後，這位女士便結了婚，還送了請柬來。神奇的是，自從結婚後，她的諸多毛病就再沒有犯過。

也許大家已知道這方子是什麼了。沒錯，方子就是「結婚」。

很多人可能覺得不可思議，其實，這是有依據的。中醫認為，男為陽，女為陰，所以，男女結合是天經地義的事情，也是陰陽平衡這一自然規律的要求。如果到了一定年齡，男子當婚不婚，女子當嫁不嫁，時日長久就容易導致焦慮、擔憂、抑鬱等心理疾病，男士容易患前列腺炎，女士容易患各種婦科病，像乳房腫脹、月經失調、痛經、多夢、驚悸、盜汗等。

正是出於這個原因，所以老祖宗留給我們一句忠告：男大當婚，女大當嫁。這是極有道理的，也是符合自然規律的。

看來，的確是唯有保持陰陽平衡，才是不生病的真諦啊！

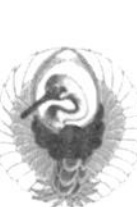

萬物都有「靈根」，陽即為陰的「靈根」

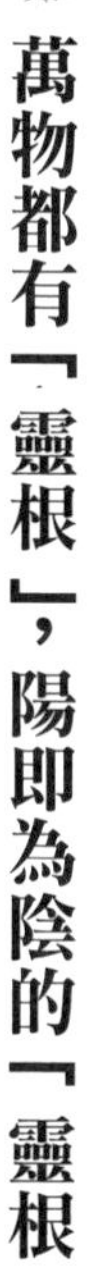

陰陽平衡，是我們養生的原則，但是在這個原則中，陽又為主導、為本源、為根本，陽是陰的靈根，所以，保護了陽氣，也就保護了生命及健康。

曾有一個學生喜讀古文，又愛咬文嚼字。有一次，他讀到呂純陽（即呂洞賓）的一句詩「精養靈根氣養神」，對「靈根」一詞有些不明白，就去向老師詢問。

他的老師回答：「靈，指心，也即心靈。而心藏神，心之至靈，也就是元神。心氣不通則不靈，元神不得元氣所化，則無神通，也就不能至靈。所以，靈根就是人的元氣。元氣若是不歸根，就不能練氣化神，只能游浮於身體之中，化為陰精，以補充後天的形骸臟腑。氣之歸根，必凝神入氣穴，練精化氣，就是指以神為氣的歸依的意思。而神返身中氣自回，這裡是以氣為神的歸依。這些都可以統稱為『養靈根』。所以，養真元之氣，就是養靈根，養靈根也就是養神之至靈。所以，呂純陽才會說『精養靈根氣養神』。」

「老師，您能否說得簡單、直接一些啊？」這個學生有些慚愧地說道。

「好。說得簡單一些，靈根是指其本源、起始、根本。萬物皆有靈根，就是說萬物都有它的本源、起始和根本。對於人來說，人的靈根就是人的真元之氣。」

這個學生點了點頭，又問道：「《黃帝內經》中曾說『陰陽者，天地之道也，萬物之綱紀，變化之父母，生殺之本始，神明之府』，我的理解是天地萬物都是陰陽的化身，都是陰陽的合一體。您覺得我的理解對嗎？如果的確是這樣的，那麼，從陰陽的角度來說，哪個又是靈根呢？」

這個學生當真有靈性！

天地萬物都逃不過「陰陽」二字，並且有陰就有陽，有陽就有陰，脫離了誰都將不復存在，所以，陰陽就是一個合一體。

那麼，在這個合一體中，誰又是靈根呢？

那就是陽，陽便是陰的靈根。

中醫認為陽是功能、是動力，是維持生命運轉的各項機理活動。它是指一種功能，比如抵抗寒氣、抵抗疾病的能力。陽是主動的，就像火一樣，有一種向外、向上擴散的趨勢，所以，行於外表的、向上的、亢盛的、增強的、輕清的均為陽。而在中醫中，陰是物質、是燃料，是提供動力的物質基礎，陰是指能看得見的物質，像血、精、津、液，這都是陰。陰是主靜的，就像水一樣，水有什麼特性呢？「水往低處流」，所以陰是保守的、收斂的，是被動的，是喜歡儲存、收藏起來的，所以，向下的、收斂的、減弱的均為陰。

為什麼說陽是陰的靈根呢？

《黃帝內經・素問・陰陽應象大論》中曾說，「陰在內，陽之守也；陽在外，陰之使也」，這句話就為我們做了很好的解釋。陰主靜，藏於內，為陽氣化生的源泉，而陽主動，為外在的活動。簡單地說，陰與陽，為一體一用。陰為體，是基礎，陽為用，是外在表現及功用。打個比方來說，就像奔跑在路上的汽車，汽車的作用就是載人載物，要想達到載人載物的目的，需滿足兩個條件，即動力和車體。如果汽車沒有動力，哪怕是賓士或者BMW，那也毫無用處；但是如果沒有車體，只有動力，那也是白搭，載人載物更無從談起。歸根到底，買車是為了讓它載人載物，讓它動起來，所以，動力才是根本和主導。

我們不妨把這個問題放到自然中去看。

我們都知道太陽化生萬物，所以，地球上才有了生命，有了人類。而就太陽和地球而言，太陽為陽，地球為陰。所以，從這個角度來講，陽為本源，為主導，為原動力，陽氣為人的生命之本，沒有了陽氣也就沒有了生命。

我們平時常說「養生就是養陽氣」，並不是指就不需要養陰氣了，而是說養生要以養陽為主導，同時兼顧養陰，這才是養生的要旨所在。

有經驗的中醫，無論是在潛方用藥還是針灸理療中，往往都非常注意顧護人身的陽氣，從來不敢濫用苦寒攻伐的藥物，因為這樣不但於病無補，反而傷了陽氣，更增病端。所以，即便迫不得已需要以苦寒攻伐時，往往也要寓補於攻，攻補兼施，切忌攻伐太過。

朱丹溪老先生曾提出「陰常不足，陽常有餘」的觀點，然而，世勢更替，現代人多數處於「陽常不足，陰常有餘」的狀態，所以，對於現代人而言，以養陽為主、養陰為輔，這才是我們應該遵從的原則。

說到這裡，這個學生已然豁然開悟，不由地滿臉欣喜之色。

作為老師，得遇好學又有靈氣之人，乃是一種際遇，更是人生之幸；而作為醫生，如能遇到有靈氣的病人，更是一福。有靈氣的人並非不生病，而是在生過一次病後，就可能避免重複生同一種病了，因為通過生病，他知道了什麼事情該做，什麼事情不該做，還有做一件事該控制在什麼「度」上，如此即可避免「一而再，再而三」地生病。古人贊之為「吃一塹，長一智」，可見，這才是有靈悟的人和大智慧的人。

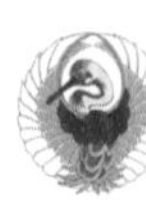

人身有各種陽氣，腎陽居首位

如果把人體看做一個小宇宙，陽氣就是人體的太陽；如果把陽氣看做一個更小的宇宙，那腎陽便是陽氣中的太陽，它是人身陽氣的本源、起始和根本。

在武俠劇中，我們常見內力了得的高人，飛簷走壁、所向披靡，即便突遭暗襲但仰仗其雄厚的內力，亦能將傷害降到最低，甚至免遭傷害。就算生了重病，受了重傷，但憑其強大的自癒力，在短短時間內也能康復如初。見了這樣的高人，估計我們每個人都不由心生羡慕，悄悄想：要是我能有這一身內力，哪裡還怕這些小病小災啊。

其實，人本來就具備這種「內力」，那就是陽氣，陽氣就是每個人都與生俱來的「內力」，當然該內力並不像武俠劇中說的那麼神乎其神，不過它的神奇功效仍不可小覷。

比如寒風來襲，陰冷之氣刺入肌骨，讓人不由地打寒戰，這時，我們身體的陽氣就在與寒氣抵抗，並竭力將之排出體外。很多人受了風寒，但仍可安然無恙，那就是托了陽氣的福，是陽氣使我們免受風寒之苦；但有的人就不一樣了，受過風寒後，就感冒不斷，羸弱不堪，甚至衍生重病，這是寒邪傷了陽氣，滯留體內的緣故。

為什麼面對同一致病因素，有的人生病、有的人不生病呢？這是因為人的陽氣有強盛和衰微之別，陽氣強盛的人雖然說不上百病不侵，但是對付普通的小病還是不成問題的。但陽氣衰微之人，就比較痛苦了，但凡有個致病因素，他總逃不脫，所以，才會三天兩頭生病，越病越弱，越弱越病。

有人感到奇怪：陽氣在哪，怎麼看不到？其實，我們沒必要看到，只要知道它真實地存在即可，就像電流我們也看不到，但想燒水做飯時，只要接通電源便能使用它，讓它為我們做事。電流雖看不到，但傳導電流的導體——電線（或其他導體）我們卻能看到。事實證明，導體的各個部位都具有大量能夠自由移動的帶電粒子。我們的身體也是同理，人身有各種陽氣，分布在我們身體的每一個部位，我們的身體也可以看做陽氣的介體，介體的每一個部位都有陽氣。以肺臟為例，《黃帝內經》告訴我們「萬物皆有陰陽」，所以，肺臟也有陰陽，即肺陰和肺陽。有的患者得了肺病，很多大夫常說「你的肺有問題了，以後要注意」，但我一般不會這麼說，我會告訴他「你的肺陽（肺陰）有問題了，以後要注意」。肺陰和肺陽雖然都是指肺臟，但所指卻又不盡相同，所以，將問題劃分得更細，我們才能將問題看得更透徹，解決問題的時候才能更有針對性。

同理，脾臟可分為脾陰和脾陽，胃臟可分為胃陰和胃陽，腎臟也可以分為腎陰和腎陽。而我們知道，陽氣為主導，臟器發揮功能全仗著陽氣。所以，要想充分調動五臟六腑等各臟器的功能，就需充分調動其陽氣，只要我們身體各部位的陽氣強盛了，那麼，在其抵抗範圍之內的所有致病因素也就無須畏懼了。

我們知道，萬物皆有靈根，也就是說萬物都有它的本源、起始和根本。人的一身陽氣，也有其靈根，那就是腎陽。腎陽也叫「真陽」、「元陽」、「命門之火」，有溫養全身臟腑的作用，是人體陽氣的根本。如果把人體看做一個小宇宙，陽氣就是人體的太陽；如果把陽氣看做一個更小的宇宙，那腎陽便是陽氣中的太陽，它是人身陽氣的本源、起始和根本。

所以，從這個角度講，養護陽氣要以養護腎陽為根本、為最重。

現代人由於各種不良生活習慣、工作緊張和濫服藥物等原因，陽虛的人，尤其是腎陽虛的人越來越多，腎陽為人體的原動力，失去了這個原動力就好比一部機器失去了發動機，人體這部機器自然就會越來越不好用了。

腎陽虛的典型特徵是手足發涼、腹中寒冷，冬天怕冷，夏天不怕熱。

對於腎陽虛和陽虛，有一個最簡單的輔助治療方法，那就是《黃帝內經》中所說的「無厭於日」，簡單地說就是多曬太陽，很多人認為夏天宜清涼，補陽只會助火，但是對於陽虛內寒的朋友來說，利用夏天炎熱之勢來治沉寒積冷，實在是最天然、最經濟且無危害的方法，《黃帝內經》中就有「冬病夏治，夏病冬治」的說法。所以，對於陽虛和腎陽虛的朋友，夏天到了就不要躲到空調房裡吹冷氣了，多出來曬曬太陽吧。

夏天曬太陽，可以包住頭部，適當曬曬後背，這樣可以振奮鼓舞體內之陽氣，將淤積之寒涼趕出體外。

萬物的生長動力皆來自於太陽，運用自然界太陽養護我們體內的「太陽」，這當是一個再妙不過的養護方法了吧。

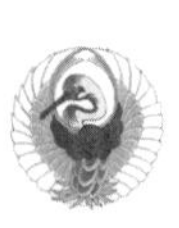

腎陽推動全身各個臟腑的活動，腎陰滋養全身各個臟腑

腎的精氣從作用來說，分為腎陰和腎陽兩個方面，腎陰和腎陽相互依存，又相互制約，維持著一個動態的平衡，補腎陽時要注意維護陰氣，補腎陰時要注意維護陽氣。因此，在補腎時，一定要分清補腎陰還是補腎陽，不然就會事與願違，給身體帶來傷害。

對於養生保健，現代人都給予了很大的關注。來我醫館的病人中，很多人說起補腎都能夠滔滔不絕地說出很多自己的見解來，有的病人會和我探討一些常用補腎藥物的功效問題。但是一說到腎陰和腎陽的不同，他們還是會有一些疑惑。不只一個病人要求我用一種比較具象的說法來幫助他們理解腎陰和腎陽的不同作用。

可以打一個這樣的比喻：如果把我們的人體比作一輛車，男女就像不同的款型，老幼不同就像是老車和新車的區別。但車的構造都是一樣的。腎陽就像是車的發動機，帶動整輛車的活動，使車能夠奔馳遠去。儘管腎陽發動的動力我們肉眼看不到，但我們能夠明確地感受到這動力的存在。所以腎陽的作用就在於推動全身各個臟腑的活動，讓整個身體能夠運轉自如。而腎陰就像是汽油和潤滑油等，是汽車的燃料，借助於腎陰的滋養，汽車才能夠正常行駛。腎陰的作用就是把血液、關節液等體內的陰液充盈到各個臟腑中去，讓臟腑得到很好的滋養。而腎陰和腎陽之間，則是燃料和動力相互依存的關係，腎陰給腎陽的發動提供物質支援，腎陽則給腎陰的起效提供動力援助。

試想，一輛嶄新的車，往往它的發動機沒有問題，動力強勁，所以跑起來風馳電掣。但跑得越快，燃料也會消耗得越快，所以新車容易汽油不足。而一輛即將報廢的舊車，往往整輛車的硬體都會出現問題，發動機也會動力不足，就算裝滿了油，也很難跑得快。這就像是年輕人和老年人的不同。年輕人自恃年輕，往往不知保養，用腦過度、勞力過度或縱欲享樂，從而大量消耗腎陰，引起腎陰虛。而老年人則辛苦了一輩子，各個臟腑的功能都開始衰弱，就算活動比較少，開始注重保養，也容易出現腎陽虛的情況。所以對於不同年齡、不同生活方式的人來說，腎虛的情況也是各異的。

在補腎時一定要分清補腎陽還是補腎陰。

小李以前身材瘦削，可是自從他結婚以後，一下子胖了好幾十斤。讓人奇怪的是，別人胖都怕熱，可是他越來越怕冷。一天小李專程找來，說感覺身體不舒服。當時是初秋，天氣並不很冷，可是小李穿著一件薄毛衣，外邊還套著厚外套。問他是否覺得冷。他點點頭說最近總覺得冷，經常手腳涼，而且還腰酸尿頻，好幾個早上都拉肚子。聽他說的症狀有點像腎陽虛，就讓他伸出舌頭來看一看，結果發現他舌苔發白，再摸脈發現他脈象沉弱，判斷確實是腎陽虛。陽虛生外寒，所以小李會出現怕冷的情況。因為腎陽不足，脾胃得不到溫煦，就容易出現消化不好、腹瀉的情況。腎陽虛還會引起水液代謝失調，導致尿頻。

他年紀輕輕就會腎陽虛，有點奇怪，問他是不是工作太忙，太勞累了。他說工作倒沒有多累，只是最近他的父母催著要抱孫子，他和老婆商量之後覺得也該生個孩子了。可是好幾次都出現了陽痿、早洩的情況。他既擔心自己的性能力，又怕影響到生育，才前來求診。

小李聽我說他是腎陽虛也有些驚訝，說「不是老年人才會腎陽虛嗎，我怎麼也會腎陽虛？」其實腎陰虛還是腎陽虛可不是以年齡來區分的，而且腎陰虛和腎陽虛之間也不是絕對分開的。腎陰虛和腎陽虛的本質都是腎臟精氣功能活動能力的減退，因為他房勞過度，造成了腎精的虛耗，引起氣虛，從而影響到了腎陽的正常功能，腎才會表現出火衰畏寒的情況。如果腎陽虛到一定程度就會損及腎陰，使腎陰也虛。同樣的，腎陰虛到一定程度也會損及腎陽，使腎陽也虛。所以不管是腎陰虛還是腎陽虛，時間久了，就會腎陽、腎陰皆虛，出現腎陰陽兩虛的情況。

聽了解釋後小李很快明白了，他馬上請教補腎陽的方法。主要方法是回家之後要禁欲一段時間。節欲才能夠養精，對於補養腎陽也是有幫助的。此外，還要多食用一些溫熱的食物，如蝦、韭菜、核桃等。為了加強補腎陽的效果，建議小李經常熱敷一下後腰，這樣不但能夠緩解腰酸的情況，而且能夠活躍腎臟，提高整個臟腑的陽氣。

為了更好地補腎，還有一個簡單的方法幫助你分辨是腎陽虛還是腎陰虛，那就是從寒熱上來分辨。陽虛生外寒，陰虛生內熱。所以感覺五心煩熱的多為腎陰虛，而感覺肢寒怕冷的多是腎陽虛。針對腎陰虛和腎陽虛的不同症狀，要辨證施治，才能夠藥到病除，否則就會使熱者更熱、寒者更寒。

補腎，要分清補腎陽還是補腎陰

不管是補腎陰還是補腎陽都不是孤立的，陰陽之間是相互依存的關係，所以補腎陽的同時要注意維護陰氣，而補腎陰的同時也要注意維護陽氣，這樣才能夠陰陽平衡，收到很好的效果。

明代著名醫家張景岳在《景岳全書》中寫道：「善補陽者，必于陰中求陽，則陽得陰助而生化無窮；善補陰者，必于陽中求陰，則陰得陽生，而泉源不竭。」意思是說陰陽之間是相互依存、相互轉化的關係，補陽或補陰都不能單純地只補一個方面。陽氣的活動需要以陰精為物質基礎，所以善於補陽的人，會在補陽的同時佐以滋陰，這樣陽氣得到陰精的滋養才能夠生生不息；而陰精的生化也需要陽氣的推動和溫煦，所以善於補陰的人會在滋陰的同時佐以補陽，這樣陰精得到陽氣的氣化才能夠源源不絕。

這裡說的雖然是補陰和補陽的關係，但對於補腎陰和補腎陽同樣適用。很多人不能理解這一點，認為既然在補腎時要分清是腎陰虛還是腎陽虛，為什麼補腎陰或補腎陽時不能夠單純補足一種，反而要兼顧另一方面？其實這也是很容易理解的。如果我們把腎看做是一口鍋，而腎陰是鍋中的水，腎陽則像鍋下邊的火，用來把水燒開。水存在鍋中是沒辦法被身體利用的，需要借助於腎陽的溫煦作用把水煮開，變成水蒸氣後才能夠成為其他臟腑活動的動力。如果出現腎陽虛，則火力不足，就無法把水燒開；而如果出現腎陰虛，則鍋中水少，就很容易被燒乾。這時候就需要添柴或者加水。而如果一味補腎陽，不注意維護陰氣，就是不斷加火，卻沒有增加鍋中的水量，就會加速水的蒸發，使鍋中的水越來越少。同樣，如果一味補腎陰，卻不同時維護陽氣，則鍋中的水會越來越多，但火仍然不足，水也沒法及時燒開。

瞭解了這個比喻，我們對於補腎陽和補腎陰時要兼顧維護陰氣和陽氣就很容易理解了。按照中醫的看法「陰陽互根」，腎陰和腎陽之間就是相互依存、相互為用的。二者是一個統一的整體，所以一方受損時另一方也會受損，即腎陽虛的同時也會出現腎陰不足，而腎陰虛的同時也會出現腎陽的不足。所以在補腎時，補腎陽的同時要滋腎陰，而補腎陰的同時也要兼顧補腎陽，這樣才能夠陰生陽長，水火相濟。

除了相互依存之外，腎陰和腎陽之間還是此消彼長的關係，存在著一個動態的平衡。當身體出現腎陽虛時，如果一味食用助陽生熱的溫熱藥物，就會造成燥熱傷陰，引起腎陰的虧虛。而如果身體出現腎陰虛時單純採用甘寒的滋陰藥物，又會過於寒涼而傷及陽氣，引起腎陽虧虛。這樣的結果只能是兩敗俱傷，最終陰陽兩衰。反之，如果能夠在使用溫熱的助腎陽藥物時適當添加一些滋腎陰藥，就能夠既補腎陽又不助火傷腎陰，從而起到陽生陰長的作用。同樣，如果在使用甘寒的滋腎陰藥時適當輔以助腎陽藥，就能夠防止過寒而傷腎陽，從而使陰得陽助。二者輔助，補益作用能夠得到加強，藥物的收效也就更顯著。

曾有一位朋友拿著一張藥方找來，一臉困惑地諮詢這個藥方是不是合理。他說他前陣子感覺腰酸腿軟、很怕冷，而且小便清長、精神不振，有時候還會冒虛汗，就在家人的催促下去看了當地一個很出名的老中醫，那位中醫判斷他有腎陽虛的症狀，就給他開了一個補腎陽的方子。可是他看了方子之後，心裡卻很疑惑，感覺有些不可思議，就來找我，想要看一下這個藥方。看該藥方中除了附子、肉桂、鹿茸等溫熱助陽的藥物之外，還有山茱萸、熟地黃和枸杞子幾味補陰藥物，馬上意識到了朋友的顧慮所在，就問他是不是看到山茱萸、熟地黃和枸杞子這幾味滋陰藥物就懷疑起這個方子了。朋友點點頭說他也研究過一些中藥的性味功效之類，知道補腎陽一般會使用熱性藥，可是這幾味卻是甘寒的藥物，他懷疑是不是那位中醫開錯了。

其實這張方子完全沒有問題，十分對症，而且配伍合理，完全可以放心服用。腎為水火之臟，喜潤而惡燥，要想補腎陽，在補足命門之火的基礎上，也不能忽略了對腎水的資助。如果只用那些溫熱的藥物，很容易助火生燥，從而傷及陰氣，吃完之後就很容易上火。若加入一些滋腎陰的藥物，就能夠在溫補腎陽的同時兼顧滋潤腎陰，從而實現陽中求陰。

朋友聽後恍然大悟。當即就按照那個方子去抓了藥。等到我再見到他的時候，他的腎虛狀況已經大大改善了。

其實，不僅僅在補腎陰和補腎陽時需要注意「陰中求陽」、「陽中求陰」，在調理其他臟腑的陰陽虧虛時同樣要遵循這個原則。這樣，臟腑才能夠陰陽共濟，互生互補，最終達到一個合理的平衡。

第三章

調五臟，安六腑，氣血精津是滋養腎陽的「營養素」

五臟六腑是中醫獨有的概念，是一個人安身立命的基礎和本源，無論是養生還是療疾都無外乎是對五臟六腑的調養。而腎陽則是全身五臟六腑諸陽之根，《景岳全書・傳忠錄・命門餘義》說：「腎為五臟六腑之本，為水火之宅。五臟六腑之陽，非腎陽不能溫養。」因此腎陽充沛，氣血精津才能輸送到全身其他臟腑，使各臟腑得到充分的滋養。

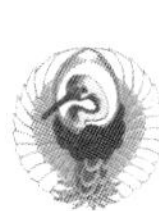

養心，讓腎陽源源不絕，容顏潤澤如蜜

一個人最大的勞累就是心累。但心累是很多現代人的難題。心為君主之官，如果心出了問題，五臟六腑都會功能失調，從而百病纏身。養心，才能夠讓身體元氣充足，容顏潤澤如蜜。

筆者開醫館時間長了，見過各種各樣的病人。在治療時，總是儘量和病人聊天，以對他們的身體和生活習慣瞭解更多。很多病人會抱怨活得越來越累了，雖說也沒做什麼粗活，可就是有說不出的疲憊感。有的人說在辦公室裡坐一天，比攀登一座高山還累。這其實是心累。這些人往往有陽氣不足的情況，人無精打采的，面容也顯得十分枯槁。

曾有一個二十五、六歲的年輕人小趙，他在一家小公司上班，每天早出晚歸，同時還做著兼職，可是收入微薄，除了要養活自己以外，他還要負擔正在上中學的妹妹的學費。他說每天都感覺心上壓著個大石頭一樣，活得太累了。下班之後，累得連說話的力氣都沒有，可是躺在床上卻睡不著，只覺得心情煩躁，臉上的痘痘也紛紛冒出來。和他聊天後才知道，他老家在一個貧困山區，世世代代都是土裡刨食的農民。他高中畢業考上了北京的大學，一家人節衣縮食供著他念書。畢業之後，他想著終於能夠掙錢貼補家裡一點。誰知道工作很難找，費盡力氣才好不容易找到了工作，辛苦他也硬撐著，不然妹妹就要失學了。他說自己到了結婚的年齡了，可是生活這樣沒有著落，連個女朋友都沒有。平時工作還好，可是一旦閒下來，就會為這些事情心煩。

小趙臉色發黑，看上去毫無光彩，診脈又發現他的脈象沉緩，判斷是腎陽虛。而從他心情煩躁、失眠、臉上長痘痘的情況看，他還有心火亢盛的情況。要調理好身體，補足腎陽，他就要先注意養心。因為心腎之間是相互協調的關係，心為陽，屬火，居上焦，而腎為陰，屬水，為下焦，水火相濟，心腎相交，人才能夠維持著正常的生理功能。具體來說就是心陽能夠向下至腎，溫補腎陽，而腎陰能夠上浮於心，從而涵養心陰。而一旦腎陽不振，腎水無法蒸騰升至於心，就會使心火亢盛。心火亢盛之後，心陽無法向下溫補腎陽，反而向上生成了虛火，從而形成了腎陽虛、心火旺的情況。要想改善這種情況，就要清心瀉火使心火下降，同時輔助腎陽使腎水上升。

中醫有「春季養肝，夏季養心」的說法，因為夏天屬火，火氣通於心。人在炎夏之中，出汗多，既損心陰也耗心陽。而且炎熱容易讓人心情煩躁，睡眠減少，在這時節養心，能夠促進心臟健康，防治疾病。養好心，自然對補養腎陽十分有益。瀉心火還能夠讓臉上的痘痘平復下去，對於養顏美容也有幫助。

在被問及有沒有午睡的習慣時，他連連搖頭，說：「公司裡時間很緊張，吃過午飯就要開始工作了，根本沒有午休的時間。」對此筆者答覆他：「你晚上失眠，白天又得不到休息，這樣是很耗心神的，現在年輕能扛過去，可是你將來會為此付出巨大代價的。如果你做不到及時休息，那我告訴你一個簡單的辦法來養心，就是在有空的時候，就抓緊時間閉目養養神。特別是在電腦前工作一天，一定要過一兩小時就閉目幾分鐘，這對於心神的調節很有幫助。你不要覺得這是耍小聰明偷懶，其實這對於提高工作效率也很有幫助。長時間盯著電腦工作，注意力會下降，精神無法集中，而閉目養神幾分鐘，能夠讓注意力更加集中。」

除了讓小趙經常閉目養神以外，我還提醒他一定不要用健康來換金錢，即使時間很緊張，也要給自己留出休息的時間，哪怕是五分鐘都很有效。這就像琴弦，一味緊繃著總有斷掉的一天。所以在忙碌工作的時候，一定要見縫插針找到一些空閒，靜坐幾分鐘，聽聽音樂或看看書，使心情平靜下來。要知道，我們的心是工作最累的器官，特別是在壓力巨大的今天，如果過度累心容易使其負擔加重，對於養生十分不利。

小趙說他曾經兼職送快遞，即便是大中午也得出門，為此還中過幾次暑。我提醒他為了養心，一定注意不要出汗過度，要避開高溫，因為出汗多就會造成人體陽氣外泄，對於心臟也是不利的。在夏季可適當食用一些苦瓜，中醫認為苦入心，經常食用一些苦瓜能夠寧心安神、生津解暑，對於瀉心火也很有幫助。

其實，除了這些方法之外，還有一個很簡單也不用花錢的小辦法來幫助養心，那就是光腳走一走石子路。因為腳底集中了人體很多經絡，而且有各個臟腑的反射區，按摩腳底就能夠促進全身氣血的暢通及滋養五臟六腑。光腳走石子路就起到了足療的作用，能夠輕鬆地按摩我們的腳底。需要注意的是，人的腳容易受寒，所以在走石子路時，要選擇好合適的時間，一般午後的石子路還有日照的餘溫，走上去溫熱舒適，又不會讓腳底受寒。

這雖是一些簡單的方法，小趙還是很認真地去做了。一段時間之後，再遇到小趙的時候，感覺他精神狀態好了許多，不再是一副疲憊不堪的樣子了。他臉上的痘痘也好了很多，他告訴我，感覺心情舒暢了，雖然工作辛苦，但現在覺得沒有那麼累了。

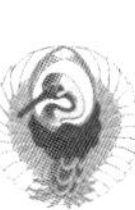

養肺，幫你在一呼一吸中增補腎陽

腎為氣之根，肺為氣之主。腎主納氣，肺主出氣。腎和肺相互作用才能夠維持人的正常呼吸。而注意養肺，能夠在深長的呼吸之中補益腎陽，從而使人更加健康長壽。

在練習一段時間的瑜伽之後，會發現自己的呼吸慢慢變得深長，心情也十分平靜愉快，感覺身體靈活輕盈了許多。

在練習瑜伽的過程中，可體會到瑜伽的呼吸對於調氣很有幫助。瑜伽練習採用腹式呼吸，就是吸氣時用鼻，不但胸部擴張，整個腹部都高高隆起，而呼氣時用嘴，腹部會低下去，體內的廢氣最大限度地排出。這和中醫所說的「氣沉丹田」異曲同工。平時的呼吸，氣只能到達肺部，然後就呼出去了。而腹式呼吸則能夠讓吸進的氣體直達小腹，也就是氣海部位。這樣的呼吸能夠變得深長，對於養肺是很有幫助的。而肺和腎之間是相互關聯的，有肺的肅降，氣才能下歸於腎，從而完成腎的納氣功能。肺屬金，腎屬水，肺和腎之間還有金水相生的關係，養肺對於養腎陽也很有幫助。後來研讀醫學資料時，發現現代醫學研究證明深而長的呼吸還能夠改善臟腑功能，從而延緩衰老，而淺呼吸則會消耗腎精，造成腎陽氣衰弱，加速衰老。

曾與一位大姐聊天，她說總覺得氣短胸悶，有時候喘氣很急，上氣不接下氣，出汗也很多，偶爾多做點家務夜裡還會咳嗽，問這種情況怎麼調理比較好。問她有沒有檢查心臟，是不是有什麼問題。她說她體檢時全身都做過檢查，醫生說查不出什麼毛病。對於其他的情況，她說有時會覺得腰痛，尤其是著點涼之後，甚至疼得直不起腰來，手腳也容易發涼，尤其是冬天，睡到半夜了腳都沒暖熱。經檢查，舌體胖大而脈象沉弱，判斷有些腎陽虛。而氣短胸悶則說明肺的氣機不調暢。多汗更是說明她肺氣虛弱，以至於無法促進水液下行並從毛孔中排出。所以建議她養肺以增補腎陽。

中醫認為，肺為嬌臟，既怕冷又怕熱，一旦身體受寒或過度勞累，就會使肺調暢氣機的功能受損，進而影響到腎的納氣功能，使氣失去控制，向上逆行，出現夜間咳嗽或氣喘的情況。而調理好肺，使肺維持正常的肅降功能，就會使腎的納氣功能維持正常，這對於養腎陽也很有幫助。

最簡單的養肺辦法就是敲打肺經。肺經位於手臂的內側，沿著上臂內側前緣一直延伸到大拇指。敲打肺經時，沿著經絡的方向從手臂一直敲打到大拇指附近的位置，如果敲打時感覺肺經經過的地方酸痛，則說明肺經不通暢，身體的氣機有問題，就要多敲打幾次。只要長期堅持，就能夠使肺經通暢，肺氣充足，從而更好地補腎陽。

秋天天氣比較燥，是最容易傷肺的。而這個時節多吃一些潤燥生津的食物，對於養肺很有幫助。可選冰糖銀耳蓮子羹食用，做法是：銀耳一朵，蓮子三十克，冰糖適量。把銀耳泡發後，擇成小朵，蓮子洗淨後浸泡幾小時，共同放入沙鍋中，加入適量水，小火熬煮至銀耳化成膠狀，加入冰糖調味即可。銀耳能夠滋陰潤肺，蓮子寧心安神，加入補中益氣的冰糖同煮，能夠潤燥生津，養肺功能極佳。而且在秋季，適當食用一些甜品還能夠補脾，脾土能夠生肺金，從五行來說，健脾也能夠養肺。

秋天是吃蘿蔔和雪梨的季節，這兩種食物養肺作用也十分顯著。蘿蔔素來是很受鍾愛的滋補食物，俗語有「蘿蔔就茶，氣得醫生滿地爬」的說法。而《本草綱目》中則稱蘿蔔有「止消渴，利關節，理顏色，練五臟惡氣，制面毒，行風氣，驅邪熱氣，利五臟，輕身」的作用。秋天時候吃蘿蔔能夠化痰除濕、消食理氣、養肺補虛。雪梨更是潤燥佳品，特別適合秋天食用。雪梨既可生吃，又可以蒸熟或煮熟食用。可以把

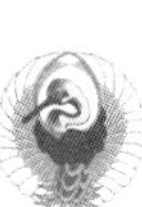

善待肝，肝血是腎陽的「營養要素」

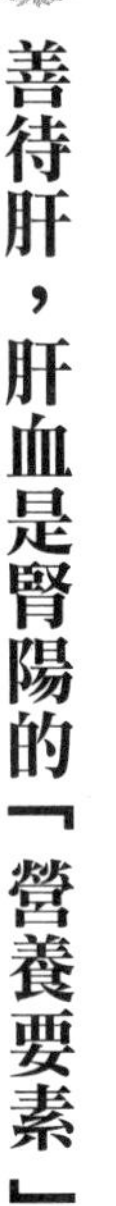

肝藏血，腎藏精，肝腎同源，肝血和腎精之間有精血互生的關係。肝血不足就會影響到腎精的收藏，導致腎精虧損。注意養肝，使肝血充足，人就能腎陽充盈，精力旺盛。

血對於身體的重要性不言而喻，尤其是對於女性來說，補血可以說是一生的功課。從青春期開始，女性就要應對週期性的失血，如果不注意補血，就會面色萎黃蒼白、唇甲失色、精神不振。我注意到很多愛美的女孩子，寧願花很多錢買高級化妝品，也不肯花時間在日常的補血調理上。腮紅、唇膏只能讓你瞬間光彩動人，但要想擁有天然的紅潤面頰、嬌豔雙唇，還是要靠補血來實現。肝主藏血，補血能夠更好地養肝。

小琳看樣子很年輕，長得也很清秀，只是身體偏瘦，臉色有些蒼白。一次聊天時，她突然說感覺頭暈，扶住她並讓她坐到椅子上後，問她是不是有低血糖，她無力地搖了搖頭。過了一會兒，她才說感覺好點了。問她還有哪裡不舒服，她說：「有一陣子了，總覺得頭暈、耳鳴，視力也有些下降，老覺得累，很怕冷。有時候還會失眠，月經也不規律，最近兩三個月都沒有來。」聽了她的情況後，判斷她有些腎陽不足，還有些肝血虧虛，是精血失調之證。

陽氣不足才會頭暈無力和怕冷，耳鳴更是腎虛的典型症狀。腎開竅於耳，腎陽不足，腎精無法蒸騰為腎氣滋潤雙耳，才會出現耳鳴。視力下降則和肝血虧虛有關。肝主目，肝血充盈，雙眼才能夠得到滋養，更加明亮。如果肝血不足，眼睛就容易出現視物不清的情況。而肝藏血，肝血充盈的情況下，沖任二脈維持正常的功能，女人的月經才能夠規律，一旦肝血不足，血海空虛，女人就容易出現月經不調甚至閉經。肝腎同源，肝血不足，則腎精也會虧損，從而使腎陽虧虛。要想改善這種情況，就要注意養好肝，補足肝血。

又問小琳是不是生過什麼大病。她說著說著眼圈就紅了，說：「幾個月前，我懷孕了，結果不小心吃錯了藥，流產了。後來心情很不好，也不想吃飯，沒有好好調理身體。」於是安慰她一定要好好照顧自己，如果現在不好好調理，將來還會有更大的問題。

為了讓她更好地養肝血，推薦了四物湯給她。四物湯被稱為「婦科養血第一方」，有補血和血、養肝調經的作用。組方是：當歸、川芎、白芍、熟地黃各等分，每次取九克，加水煎煮成湯。每天早、中、晚分三次空腹熱服。

在這個方子中，當歸性溫，味甘、辛，歸肝、心、脾經，有「女科聖藥」之稱。在四物湯中，用有補血作用的當歸身比較合適。當歸還有美容養顏的作用，對於調節女性月經也很有效，可用於痛經、月經不調、便祕等的治療。川芎性溫，味辛，歸肝、膽經，對於血虛頭痛、風入腦頭痛及女性閉經有很好的療效，能夠上行頭目，下行血海。在四物湯中，川芎能夠改善女性氣鬱血鬱的情況。白芍性涼，味苦、酸，入肝、脾經，也是婦科常用藥之一，有滋補、鎮痛、活血、養血、調經的作用。熟地黃性微溫，味甘，歸肝、腎經，有補血滋陰、補腎填精的功效，能夠養陰氣、降虛火，對於女性月經不調、失眠心悸、眩暈、血虛、鬚髮早白等都有很好的療效。它和白芍配伍，有養肝作用，所以能夠補血養血。

在服用四物湯一段時間之後，如果肝血充足了，就可以停服。在日常生活中，可以多吃一些養肝的食物，如花生、紅豆、豬肝、鯽魚、菠菜等。尤其是在春天，陽氣生發，最宜養肝，可以煮黑米紅豆粥服用。做法是：取黑米一百克，紅豆五十克，紅棗十枚，分別洗淨後，放入沙鍋，加水，小火熬煮成粥。黑米能夠滋肝補腎，紅豆是補血佳品，再加上有補中養血作用的紅棗，經常食用，有很好的養肝補血作用。

除了用藥和食補外，還應知道肝是喜條達、惡抑鬱的，心情不好對於肝的影響是很大的。如果情緒總是不好，肝氣就會鬱結，經脈也就無法暢通，疾病也就不請自來了。所以要想善待我們的肝，就一定要保持心情愉快，忌暴怒和憂鬱，順應肝的條達之性。要不然，不管怎麼補，肝也無法發揮正常的功能。

此外，就是一定要注意睡眠。中醫說臥則血歸於肝。很多人就是工作忙，精神緊張，經常超負荷工作，也不管肝的健康，到了該睡覺的時候也不睡覺，血無法歸於肝，如果肝長時間缺血就會身體疲乏、脾氣暴躁，工作效率也會下降。尤其是在淩晨一點至三點是肝經當令的時間，這個時候熟睡能夠讓肝得到最好的休息，從而使肝血充盈，腎陽旺盛。

小琳聽後表示一定會好好照顧自己，養好肝血，把身體養得好好的，為將來的健康打好基礎。果然在幾個月之後再見到她時，她雖然沒有胖很多，可是臉色看上去已經紅潤多了，整個人也顯得很有活力。

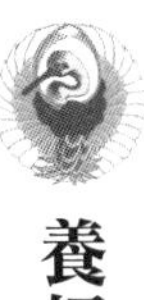

養好腎，腎水足就是為腎陽負責任

腎為水火之臟，水中有火，陰中有陽，只有在水火陰陽平衡時，才能夠維持正常的功能。腎水不足，就會火氣太大，影響腎的正常功能。養好腎，使腎水充足，對於腎陽的充盈也是有幫助的。

俗話說「水火不容」，可是在腎裡，這個關係卻被完全打破了。腎是水火之臟，其中的水和火相依共存，維持著一個平衡的狀態。我經常說腎中水火的關係就像是燒開水，水足火旺的時候，才會給臟腑一定的推動力，使生命力旺盛。如果水不足，火太大，水就會慢慢被燒乾，只有降火才能維持正常；而如果水太多，火不足，則水就無法被燒開，也就無法提供給臟腑的動力，只有補火才能達到平衡。從這個意義上說，腎水足就是對腎陽充盈負責任。

常聽到病人說，現在生活條件這麼好，反而腎虛的人越來越多了。確實是這樣，現代人雖然衣食無憂，吃、穿、用都比以前好了，但是有一個很大的問題就是勞累，特別是腦力勞動特別繁重，這是很消耗腎陰的，所以很多現代人有腎陰虛的毛病，這和腎陽虛有很大不同。

老王就有典型的腎陰虛症狀，腰酸腿軟、體型很瘦、頭暈耳鳴、失眠健忘、五心煩熱、口乾舌燥，有時還有盜汗的情況。他來看病的時候，帶著一肚子的疑惑問我：「大夫，這也太奇怪了。我腰酸腿軟，都說是腎虛，我想人到中年了，虛就補補吧。聽說羊肉補腎效果好，我就經常吃羊蠍子火鍋，還有韭菜啦、蝦仁啦，也是必點的菜。我太太也給我買了很多補品，每天都逼著我吃。可誰知道越補越差，現在反而病情加重了。這到底是怎麼回事呢？」

經查，發現他舌紅少苔，再聽他說的情況，就明白了他的問題，說：「你這腎虛可不是陽虛，而是腎陰虛，是腎水不足造成的。中醫說陰虛生內熱，你五心煩熱、口乾舌燥就表明腎陰不足。腎是水火共存的，現在火本身就大了，已經傷及水了，可是你還一味進補，吃很多溫燥的食物，就使精血的消耗更嚴重，自然病情就加重了。這個時候補足腎水是關鍵，所以要先滋陰，陰中求陽，你腰酸腿軟、頭暈耳鳴的情況才能夠改善。」

要滋陰補腎，就要注意在秋冬季節進行身體的調養。中醫說「春夏養陽，秋冬養陰」，秋冬時節，多吃一些生津潤燥的食物對於滋補腎陰是很有幫助的。一般性味甘寒的食物潤燥滋陰的作用比較好，如百合、藕、蓮子、枸杞子、黑木耳、香菇、芹菜、燕窩、貝類等。冰糖銀耳蓮子羹是滋陰補腎的佳品，女人喝可以美容養顏，而男人喝一些，滋陰補腎的效果也十分顯著。但一定要注意不可食用煎炸食品和熱性食物如蒜、生薑、辣椒等。

老王一臉尷尬地說：「感覺這些都是我太太愛吃的東西。」回答：「不錯，可不要覺得滋陰是女人的事，男人要滋陰補腎，就是要向女人學習。早晨喝點蜂蜜水，晚上熬點紅棗粥或山藥粥，堅持一段時間，你會發現身體有很大變化。」

在被問及平時有沒有運動習慣，老王擺擺手說：「工作太忙了，哪兒有空專門去做運動。健身卡倒是辦了，只去過幾次而已。」於是建議他：「這樣吧，我教你幾個簡單的轉腰方法，你工作的空檔在辦公室裡就可以練一練，也不需要運動器材，對於養腎很有幫助。」老王一聽這麼簡單，就來了精神，擺好姿勢等著學。

說起來，這幾個轉腰的動作是很簡單的，但能夠讓我們缺乏運動的腰部得到一定的鍛煉，腰為腎之府，活動腰部能夠促進腎的氣血循環，補腎效果很明顯。

一、左右轉腰

兩腿分開，站立，兩手交握伸直，身體向前傾與地面垂直，然後慢慢向右轉腰，再向後轉腰，最後向左轉。整個動作以腰部為轉軸，身體最大限度地旋轉。轉完一圈後向相反方向旋轉。

二、左右彎腰

兩腿分開與肩同寬，左手叉腰，右手高舉過頭，身體向左側彎，同時右臂向左擺動。然後交換雙手，做同樣的動作。

三、上下伸腰

兩腿分開與肩同寬，雙手向兩側平舉，慢慢向上舉過頭頂，併攏雙手，盡量向上伸展，感覺到腰部的牽動。然後雙手慢慢回到體側。重複多次。雙手向上舉時吸氣，復原時呼氣，整個動作中保持呼吸的平穩。這個動作能夠舒活筋骨，促進經脈血氣暢通。

四、彎身觸地

雙腿併攏，兩手交握舉起，彎腰，用雙手觸地，再緩緩蹲下來，雙手抱膝。重複幾次這個動作，能夠舒筋活血、強健腰腎。

老王跟著這些動作練習了一會兒，身上已經微微出汗，但他興致勃勃地說：「感覺很不錯，練了這麼一會兒，腰就覺得輕鬆多了，想不到這麼簡單的動作還有補腎效果，我以後一定堅持練習。」

在練習完這幾個動作之後，可以兩手輕輕握拳，用拳眼位置敲打一下後腰，用來放鬆。具體的位置是背部和肚臍兩側的相對位置，這個地方是人的腰眼所在，敲打腰眼能夠促進氣血暢通，強健腰腎，還有旺盛精力的作用。

老王很耐心地記下了所有動作，回家以後就開始堅持練習，配合食療取得了很好的效果。他還說他把這套動作教給了很多同事，現在每天的休息時間，他們都會在辦公室裡做這些運動，感覺精力百倍，工作效率也大有提高。

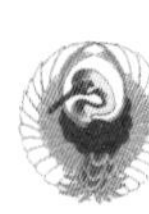

養好脾胃，為腎陽「加油」

脾胃主水穀運化，其他臟腑所需的氣血都需要進食後經過脾胃運化而生。脾為先天之本，腎為後天之本，先後天是相互滋養的關係。脾胃不好，腎陽也不會充盛。調理好脾胃，就能夠為腎陽「加油」。

有一年秋天的時候，一位朋友打電話說他每天早上四點多鐘就會腹瀉，一開始是有點肚子痛，然後感覺肚子裡嘰哩咕嚕地響，不過拉完肚子也就沒什麼事了。天越來越冷，他感覺情況有點加重，所以想問問有什麼解決的辦法沒有。至於別的症狀，他說只是食欲不好，沒有精神，偶爾感覺腰酸。

根據這些情況判斷可能是腎陽虛，但還是要求他最好來一趟醫館。第二天他就過來了，臉色有點發白，舌苔也很淡白，脈象沉細。這種情況中醫裡叫做「五更瀉」、

「雞鳴瀉」，就是說在五更雞鳴的時候就開始腹瀉。一般是腎陽虛、命門火衰導致的。脾腎之間是先後天相互滋養的關係，腎陽虛所以導致脾陽不足，使得脾胃虛寒，水穀運化就會出現問題，引起腹瀉。

中醫裡還把這種腹瀉叫做「腎瀉」，在明朝的醫書中對此有所記載：「脾腎虛弱，清晨五更作瀉，或全不思飲食，或食而不化，大便不實者，此腎瀉也。」這種腹瀉之所以發生在五更之時，是因為命門之火虛弱，不能溫煦脾土，從而使消化吸收出現障礙，導致體虛。而五更時分，陰氣最盛、陽氣未復，在這個時刻，虛者更虛，以至於出現了五更瀉。俗話說「好漢經不住三泡稀」，腹瀉是十分損耗陽氣的，雞鳴瀉是慢性腹瀉，往往會持續很長時間，如果不及時調理，就會加重腎陽的損傷。

雞鳴瀉是腎陽虛引起的，但這是內因，往往還有外因的作用。很多人是飲食失調或身體受寒才發病。所以為了改善這種狀況，不但要溫補腎陽，還要注意調理好脾胃，尤其是以調理脾胃為先。因為如果脾胃不好，水穀的運化不良，即使進補，身體也無法很好地吸收。

為了更好地調理脾胃，可以多吃一點健脾的食物。可多吃一些山藥，山藥性平味甘，有很好的健脾益胃、助消化的功效，而且能夠滋腎益精、溫補腎陽。常吃山藥，對於脾腎陽虛引起的食少、乏力、腹瀉有很好的治療作用。可以做成山藥紅棗粥來喝，做法是：取山藥五十克，粳米一百克，紅棗十枚，把山藥洗淨去皮切塊，和粳米、紅棗共同放入沙鍋中，加水熬煮成粥。山藥健脾，紅棗補中益氣，經常喝這款粥能夠很好地調理脾胃。

雞鳴瀉因脾胃虛寒而起，多吃一些性味辛熱的蔥、薑、韭、蒜、胡椒等食物也有一定幫助。此外，扁豆、芡實、蓮子肉等補脾胃虛弱的效果很顯著，也應列入調養脾胃的食譜之中。

這位朋友還說食欲不太好，特別是早晨，一點也不想吃飯，他經常是不吃早飯就直接去上班了。我說這個習慣可不好，因為早晨的七點到九點是胃經當令的時刻，這個時候吃飯是最容易被身體吸收的。如果感覺沒有食欲，可以在早餐中加入一杯優酪乳。早餐還要特別注意飲食搭配，既要有五穀雜糧，又要有水果蔬菜，早餐的食物種類豐富對於調養脾胃是很有幫助的。

這位朋友是咖啡愛好者，每天都要喝上好幾杯咖啡。為了養好脾胃，建議他最好這段時間內不要喝咖啡，而且要禁食酒、果汁、辣椒、生冷瓜果等，以防刺激脾胃，加重腹瀉。

除了這些飲食上的調理之外，還建議他可以敲胃經來調養脾胃。胃經位於腿部外側靠前的位置，在敲打胃經時，可以沿著腿前部外側的位置，從腿到腳依次敲打。如果有酸痛感，則說明胃經有氣血不通的地方，多次敲打之後，就能夠促進胃經氣血流通，從而促進食物消化，對於補養腎陽有益。另外，胃經還經過人的腳趾位置，我鼓勵他多泡腳，尤其是晚上睡覺前，泡腳到身上微微出汗，能夠使胃經氣血更暢通，在泡腳的同時，可以用手去扳一扳、揉一揉腳趾，雖然十分簡單，但對於增強脾胃功能卻十分有效。

還有一個偏方，就是用粗鹽熱敷。具體做法是：採用未經加工的粗鹽，顆粒粗大的較好，取五百克左右，放到乾淨的鐵鍋裡熱炒，為防止炒糊，可不斷翻動，等到粗鹽炒到發黃時，趁熱取出，用毛巾裹住，放在胃部熱敷。所用粗鹽可反覆翻炒，再次使用時，可適量添加一些粗鹽。每天熱敷十分鐘左右，連續使用一周左右，腹瀉的情況就能夠減輕。這個熱敷的方法能夠趕走脾胃虛寒，對於虛證的腹瀉十分適宜。

用了這些方法後，其腹瀉的情況大大減輕，整個冬天都沒有再犯病。他還告訴我，從那以後，他經常看一些中醫保健書，並帶動全家人養好脾胃。他感覺生活品質提高了很多，認為這是自己送給全家人最好的禮物。

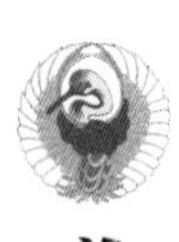

養好膽，為腎陽充足清除不必要的麻煩

中醫認為，膽主生發，「凡十一臟取決於膽」，如果膽的功能不正常，則人體的其他臟腑都會受到影響。只有膽生發功能正常，陽氣才能夠充足，腎陽同樣要借助於膽的生發功能。所以養膽對於補益腎陽也很重要。

前一陣子，有一對遠道而來的老年夫婦專程來北京看病，他們聽朋友的介紹找來。這位老太太已經六十多歲了，從年初開始身體就漸漸消瘦，而且體虛乏力。一開始他們都以為是過春節累著了，多休息就沒事了。可是病情越來越嚴重，後來她的雙腿出現水腫，手腳發涼，頭暈口苦，吃飯不香。吃飯之後還會噁心嘔吐，聞到油膩的味道也不舒服，而且每天都會起夜好幾次。老先生說他們住在三樓，以前買菜他老伴每天都進進出出好幾趟，根本不覺得累，可是今年她上樓就會腿軟，如果一口氣走上三樓，就會感覺氣短，上氣不接下氣。

這位老太太臉色很憔悴，說話也有點有氣無力的樣子，判斷有腎陽虛。因為腎主水液，能夠促進全身水液的代謝和輸布，而她腎陽虛弱之後，水液的代謝就會出現問題，所以出現雙腿水腫。手腳發涼、頭暈乏力、食欲不振也都是腎陽虛的表現。而口苦則說明她的膽也有問題，我們知道膽汁是苦的，正常情況下，膽汁能夠輔助消化的作用，而一旦膽出了問題，就會表現出口苦、愛嘆氣、遇到事情猶豫不決等。因為膽汁無法補充到消化道中去，所以人會表現出吃飯不香、吃飯之後噁心嘔吐的情況，聞到油膩味還會感覺不適。要治療這個疾病，就要補腎陽，但在補腎的同時還要注意養膽。

因為膽主生發之機，如果膽沒有調理好，腎陽就無法充足。如果把我們的身體比作是一個房子，房子裝修舒適，傢俱家電俱全，但要想居住得舒適就離不了水和電，腎陽就像是房子的水和電，腎陽不足，身體就缺乏動力，而膽則像是開關，就算是有了水和電，也要借助於開關來啟動。所以養膽就是給腎陽一個生發的機會，從而使腎陽能夠源源不絕地供應身體的需要。中醫認為膽為「中正之官，決斷出焉」，也就是說膽不偏不倚，維持平衡，調理樞機，而且做出決斷。我們注意就會發現，年輕人往往做事當機立斷，沒有畏懼，顯得果敢、有魄力，其實這是因為膽功能良好，腎陽充足的緣故。而到了老年，膽氣虛了，陽氣也變得不足，膽子就變小了，前怕狼、後怕虎，不能輕易做出決定。養好膽，人就能夠維持清醒的判斷，不會猶豫不決。

我們說肝膽相照，養膽和養肝也是緊密相連的。我們養肝要特別注意在春季的調養，養膽也一樣。在陽春三月，天氣回暖，陽氣生發，草木開始萌發，這時候肝膽之氣也開始生發，多吃一些綠色蔬菜對於養膽十分有益，如菠菜、白菜、包心菜等。中醫認為酸入肝，酸味對於養膽也有幫助，但在春季則不宜多食酸味，名醫孫思邈就有「春日應省酸」之說。因為春天本身肝膽之氣就十分活躍，如果再吃酸味食物，則會使肝膽之氣過旺，從而使脾胃受傷。為了讓這位病人更好地養膽，建議她每天空腹喝一杯能夠清肝通膽的枸杞棗苓茶，做法是：用枸杞子、山楂、紅棗、茯苓、白朮、決明子各二克，甘草一克，加水煎煮半小時左右，取湯飲用。這個枸杞棗苓茶中，枸杞子能夠滋肝補腎，山楂健胃消食，紅棗補中益氣，茯苓祛濕利水，白朮健脾益氣，決明子潤腸通便，甘草則調和百藥，這幾味同煮能夠很好地滲水濕、滋肝腎、促進消化，對於養膽很有幫助。

要養膽最需要的就是睡眠，一定不能熬夜，最好在晚上九點就上床睡覺，而在子時也就是十一點至凌晨一點的時候保持熟睡狀態。因為這個時刻是膽經當令的時刻，夜晚能夠滋陰潛陽，膽的氣血代謝在這個時候進行，如果這時候還不睡覺，膽的功能就會受到影響，陽氣就無法生發。早睡的同時，還要注意早起。尤其是在春季，很多貪睡的人會發現晚起之後，精神不但不好，反而變得更委靡，就是因為本來陽氣生發的時候，睡眠使筋脈被壓制，氣血無法暢通。所以春天的早晨，最好是早早起床，在大好春光中，多進行戶外活動，這對於養肝膽作用很大。

敲膽經更是不容忽視的養膽絕招。很多愛美的女孩子流行敲膽經減肥的方式，並且收到了不錯的效果。這是因為膽經的活躍能夠讓人體的陽氣更加旺盛，氣血流通也會加快，從而使體內代謝產生的廢物更好地排出體外。而且敲膽經能夠促進膽汁分泌，幫助食物更好吸收，不會使過剩的營養堆積在身體裡。我建議這位老太太每天閒來無事的時候，可以輕輕敲膽經來活躍氣血，提升陽氣。膽經位於雙腿外側中間的位置，從大腿直到腳部。敲膽經的操作方法是，坐在椅子上，一條腿搭在另一條腿上，也就是我們平常蹺二郎腿的姿勢，然後手握拳，在大腿外側根部開始稍用力敲打，然後從上而下慢慢敲打到膝蓋處，每天敲打一到兩次，每次單側腿敲打二分鐘左右。如果你感覺在敲打時腿部有痛感，則說明有經絡不通的情況，需要長期堅持。敲膽經

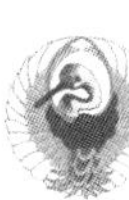

養好大小腸，保養腎陽需從此做起

大小腸在排泄過程中起著重要的作用，小腸泌別清濁，大腸傳導糟粕，如果大小腸的功能失調，人的排泄就會出現問題，出現便祕或腹瀉，引發疾病。只有養好大小腸，保持順暢的排泄功能，腎陽才能夠得到更好的保養。

一個人的身體健康不但包括吃得香、睡得好、行動敏捷，還要排得暢。很多便祕的人會表現出各種各樣的疾病，如臉上的痘痘層出不窮，口氣熏人，血壓不斷升高，頭痛不止，內分泌紊亂，嚴重的甚至會使整個身體變成一個「垃圾站」，百病叢生；而腹瀉的人則會出現脫水或營養不良。

老楊是一家公司的老闆，事業很成功，在外面的應酬也多。偶爾聯繫他，往往不是在酒桌上，就是在去飯店的路上。原本他體型比較瘦，可是這樣山珍海味天天吃，讓他像吹氣球一樣胖起來。見面的時候，常勸他要控制一下了，畢竟已經是中年人了，這樣不注意飲食，腸胃的負擔太重了。他總是笑笑，不是很在意。誰知前些日子他說：「真該聽你的控制一下啊，這些天便祕得厲害，有時候一周都不大便一次，肚子脹得難受，摸著都是硬的。那天上廁所，憋得我高血壓都犯了，弄得滿身汗，卻感覺用不上力氣，好不容易大便出來，都是栗子大小的硬疙瘩，臭氣熏天。大便完之後，就像力氣被抽乾了一樣，說話的勁兒都沒有了。這兩天又添了腰疼，有時候還耳鳴、頭暈，這不，今天連班也不上了，趕緊讓你給我瞧瞧，看怎麼治一治。要實在不行，你就給我點瀉藥，先讓我緩一緩，我實在是遭老罪了。」聽到此，忙回答：「那可不行。瀉藥一時有效，可是治標不治本。我還是先看看你的情況吧。」

他舌淡而苔白，有點腎氣虛，所以腰酸耳鳴，同時由於過食肥甘，腸道內有積熱，形成了腎虛腸實的情況。因為腎氣虛弱，脾胃運化功能也會減弱，所以水穀無法完全運化，從而氣血不足。血不足使大腸的津液失調，腸道內變得乾燥，而小腸泌別清濁的能力也下降，體內產生的糟粕無法傳導出去，才會出現便祕。要治療這種情況，就要養好大小腸，去除腸道積熱，同時要補腎氣，改善頭暈耳鳴的症狀。

於是告訴他：「你這是明顯的腎氣不足，腸道乾燥。這就像是開船，腸道不潤，就是沒有水，腎氣不足，就是沒有划槳，當然船就不走了。要治療就要潤腸，給腸道補充津液，先讓水托起船，再補腎健脾，給船一個推動力。我建議你還是要養好大小腸，然後慢慢調補陽氣。」

建議選擇一些能夠潤腸通便的食物，如山藥、扁豆、芋頭、紅薯等。可以在煮粥時放入一些紅薯，既能夠潤腸通便，還十分可口，經常食用對於養腸道很有好處。另外，適量喝一些優酪乳也很有幫助。優酪乳中的有益菌很多，而且容易消化，把早餐加入優酪乳，或在下午的時候喝一杯優酪乳，都能起到很好的潤腸作用。我還告訴老楊，最好用雜糧粥代替精米麵的主食，因為粗糧中的食物纖維比較多，能夠疏通腸道，對於緩解便祕也很有好處。老楊說：「這個沒問題，我覺得現在的窩頭還是挺好吃的，有時候喝點豆子粥什麼的，覺得也挺香，我就當是憶苦思甜飯了。」

同樣，吃點蜂蜜也不錯。如果不喜歡甜味的，可以每天早晨起床後喝一杯涼開水，加入一小勺蜂蜜，味道淡一點，這對幫助排便很有好處。不過要注意，如果沖泡蜂蜜，一定要用溫水，如果用太燙的水，蜂蜜就失去作用了。

老楊是個菸酒不分家的人，故一定要戒菸節酒，因為菸、酒對於腸道的刺激很大，容易生燥，加重便祕情況。還要減少食用油炸的、辛辣的、刺激性的食物，如炸雞、辣椒、胡椒等，這些食物不容易消化，而且會助火生熱，加重腸燥的情況，對於調養腸道十分不利。

除了這些方法之外，還有一個簡單的按摩方法，對於促進腸道蠕動、調理腸道氣血十分有益。那就是在晚上睡覺前，仰臥床上，雙手交疊放於腹部，按照順時針方向進行按摩，按摩時要始終力度保持一定的節律，動作不徐不疾，每次按摩三至五分鐘即可。經常做這個練習，能夠促進腸道蠕動，加快腸道氣血循環，從而有助於滋養腸道，緩解便祕。這個按摩方法雖然簡單，但能夠推動身體內的濁氣排出，很多腸道有積氣的人，在按摩幾分鐘後會出現打嗝或放屁的情況，但腹中會感覺很舒服通暢。一般按摩一會兒後，就會有排便的欲望。

從那以後，老楊就像變了個人，生活來了個一百八十度大轉彎，不良的生活習慣都改了過來。他意志也很堅定，執行力也強，按照上述方法，很快就告別了便祕。一段時間之後，他瘦了幾斤，同時整個身體狀況都大有好轉。

第四章

辨食物，重功效，食補腎陽要重視同氣相求

食物是最健康的滋補佳品，許多人在補腎養陽時，都將食物當成首選。同時食物跟中藥一樣，也有四性與五味之分，不同性味的食物具有不同的功效。因此在使用食物滋補腎陽時，要注意根據各自的身體狀況選擇不同的食物。

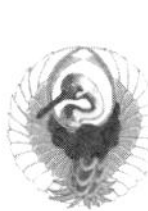

腎陽不足，要溫補腎陽，兼以滋補腎陰

腎陽不足的人往往身體寒得厲害，手腳冰涼、小腹寒涼、精神委靡，十分怕冷，也就是老百姓說的「沒火力」。要改善這種情況，就要注意溫補腎陽，但不能一味地扶陽，還要兼顧滋補腎陰。

青青是個很嬌小的女孩子，身材瘦弱，面色蒼白，一副弱不禁風的樣子。朋友們都開玩笑地叫她林黛玉。她有很嚴重的痛經，每個月來例假的時候都疼得大汗淋漓，幾乎要昏過去。她常年都很怕冷，夏天時也穿長袖衣服，不敢吃冷飲，秋冬的時候總是手腳冰涼。她來看病，是因為結婚幾年了想懷孕卻總也懷不上。家裡人都說是她身體太瘦弱了，填鴨一樣給她補，結果不但沒長胖，反而消化不好，胃不舒服了好一陣子。為了能夠讓她懷孕，他們一家人四處求醫問藥，給她找了各種各樣的偏方。本來她有點潔癖，為了能懷上孩子，那偏方裡怎樣怪異的藥也照吃不誤。可是花了不少心思，她的肚子就是不見動靜。這甚至影響到了他們小倆口的感情，兩家的老人也操心不已。

青青人很單薄，臉蒼白得沒有一絲血色，問她：「你是不是從小就很瘦弱，還很怕冷？」她說：「那倒不是。我媽說我小的時候火力很大，一個胡同裡差不多大的孩子，就我穿得少，一點兒也不怕冷。說起來，在上中學以前，我在同學裡還算是長得胖的。不過後來長大了，知道愛美了，就拼命餓肚子減肥，很快就瘦下來了。也是從那個時候，才開始怕冷的。」把脈後發現脈象沉細無力，尤其是尺脈細得要用力找才能摸到。再看她舌體胖大，舌苔發白，邊上還有齒痕。判斷為腎陽不足，身體寒得厲害，以致胞宮寒涼，無法受孕。故告訴她說：「你這身體，都是減肥減出來的病。暖我們身體的『火力』其實就是腎陽，它暖著你的臟腑，子宮才是溫暖的，才好懷孕。可是這團火也是需要不斷添柴的，你餓肚子減肥，脾胃無法運化水穀，補益腎中的精氣，所以腎陽就會不足，暖臟腑的火就慢慢變小了，你才會寒這麼重，變得怕冷，還痛經。你想想，你的子宮都是冷的了，還怎麼懷孕？要想懷孕，先要補腎陽，等這火慢慢旺起來，月經也調理好了，再想懷孕就容易了。」

青青是個很聰明的女孩子，聽後急忙問道：「那我吃點熱性的東西是不是管用？」回答：「不錯，要補腎陽，就要吃點熱性的東西，像羊肉、蝦、韭菜等溫熱的食物都很好，炒菜時放一些蔥、薑、蒜這樣的熱性調料也能收到一定效果。不過像你身體這麼虛弱，如果一味補腎陽，還可能上火傷及津液，所以還要注意滋補腎陰。要知道，陰陽是互生的，腎陽不足也會累及腎陰，所以一定要注意陰陽雙補。」

藥補不如食補，更何況青青是為懷孕做準備，就更應堅持用食補的方法。可選以下幾種有滋陰補陽作用的食物：驢肉、鵪鶉、雞蛋、枸杞子、松子和荔枝。

一、驢肉

是一種高蛋白、低脂肪、低膽固醇的肉類，是高級的食療滋補品，有「天上龍肉，地上驢肉」的美譽。中醫認為，驢肉味甘性涼，入心、肝經，有補氣養血、滋陰壯陽、定心去煩的作用。身體虛弱、氣血虧虛的人食用，補益效果更佳。驢肉的肉質也十分鮮嫩，很多不愛吃肉的人也會愛上驢肉的味道，而且女孩子吃驢肉也不用擔心身材的問題。驢肉可以清燉也可以紅燒，如果嫌麻煩，可以買醬好的驢肉，直接切片食用，既能補腎陽，又有助於滋補腎陰。

二、鵪鶉

是飛禽中不可多得的補益食物，肉質鮮嫩，香而不膩，營養豐富，被稱為「動物人參」。曾有一位朋友是典型的「城市動物」，在一次旅遊時吃到了當地人獵到的鵪鶉，回來之後念念不忘，說再吃什麼雞肉鴨肉都感覺淡而無味。對於身體瘦弱、體虛乏力的人來說，鵪鶉是很好的補品。鵪鶉味甘，性平，能夠補五臟、益精血、溫腎助陽。鵪鶉肉也是高蛋白、低膽固醇的食物，有高血壓和心血管疾病的人也可以食用。有一道鵪鶉山藥桂圓湯可給青青試用，做法是：取鵪鶉兩隻，去毛去內臟，洗淨，入油鍋略煎後，放入沙鍋中，加入適量開水，放入洗淨的山藥、枸杞子、芡實、蓮子、紅棗和桂圓，小火煲成湯。經常喝這款湯能補血益氣、溫腎滋陰，不但能夠改善女孩子臉色蒼白的情況，還有滋潤養顏的作用。

三、雞蛋

是人們理想的營養食品，很多地方都有給新婚夫婦吃雞蛋的民俗，認為雞蛋是有助於增補腎陽、恢復元氣的靈藥。尤其是土雞蛋，營養價值更佳。雞蛋味甘性平，入脾、胃經，有滋陰補血、除煩安神、溫腎助陽的作用。青青說，從她減肥的時候起，就把營養和肥胖畫上了等號，人人都說雞蛋營養好，她卻是敬而遠之。那麼從現在起，可要全面解禁了，每天吃一個雞蛋，炒也好，煮也好，或者做成湯、做成雞蛋羹都行。

四、枸杞子

性平味甘，入肝、腎、肺經，有滋補肝腎、益精明目的作用，被很多人稱作是長生不老藥。枸杞子的營養價值極高，也是十分常見的滋補品，女孩子常吃還能夠美容養顏。可以準備一個小盒子，每天放一些枸杞子在隨身的包裡，上班的時候就可以用枸杞子泡茶喝，不費什麼事就能夠起到補腎滋陰的作用。

五、松子

是味道可口的零食，很多女孩子愛吃，青青也不例外。但是青青說以前不敢吃松子，擔心油脂太多會發胖。但是現在一定要把減肥這件事拋到腦後，要想懷孕，就不能讓減肥把身體搞垮。而且松子中的脂肪酸多為不飽和脂肪酸，不會導致肥胖。松子味甘、性平，有補益腎氣、養血潤肺、美膚補骨的作用。像青青這樣身材瘦弱的女孩子經常吃一些，能夠增強身體免疫力，補虛損，還能夠美容。建議把松子當做是下午的零食，每天吃上一兩把。

六、荔枝

性溫、味甘，是很美味的水果，有補益氣血、益精生髓、豐肌潤澤的功效，對於腎陽不足的人有很好的補益作用。荔枝還能夠改善消化功能，促進氣血循環，青青胃口不好，過多吃補品身體就不能吸收，如吃一些荔枝，能夠幫助消化。但是荔枝比較熱，多吃容易上火，所以一次不要多吃，吃十顆左右即可。

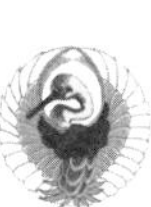

「營養金字塔」是最理想的補腎陽飲食結構

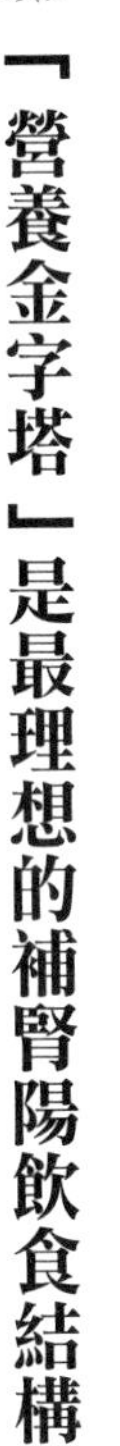

「五穀為養，五果為助，五畜為益，五菜為充」是《黃帝內經》中總結出的健康飲食指南，也是最適宜我國人民的飲食養生方法，因為這樣的飲食結構最有助於補腎陽。

古埃及的金字塔被稱為世界奇蹟，堪稱最穩定、最牢固的建築，而我們的飲食中也有一個營養金字塔，是平衡膳食的最佳結構。這個營養金字塔，具體來說就是「四十一」飲食，依照每種食物在膳食中的比例分布畫圖，正好呈一個金字塔形。塔的第一層是占飲食比例最大的糧穀類食物，包括各種糧食和豆類。每日攝取量占飲食總量的百分之四十至五十，其中穀物和豆類的比例為十比一。塔的第二層是比例略次於糧穀類的蔬菜和水果，每日食用量占飲食總量的百分之三十至四十。其中蔬菜和水果的比例為八比一。塔的第三層是奶和乳製品，也是人體蛋白質和鈣的主要來源，每日攝

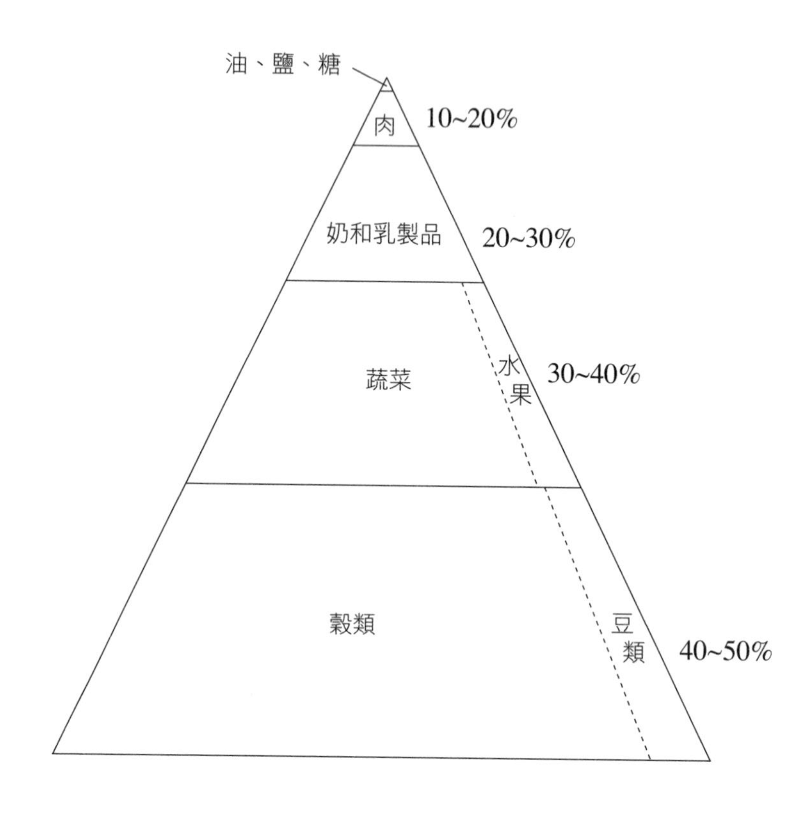

圖四　營養金字塔

取量占飲食總量的百分之二十至三十。塔的第四層是動物性食品，包括各種禽蛋魚肉等，每日攝取量占飲食總量的百分之十至二十。而在飲食比例中最小的油、鹽、糖等調味品則位於金字塔的塔尖。

這個營養金字塔雖然是現代營養學會的推薦，但如果我們稍加分析就會發現，這個飲食結構和《黃帝內經》中提到的「五穀為養，五果為助，五畜為益，五菜為充」異曲同工。由此可見，這個營養金字塔是經過了千百年的實踐而得出的最理想的飲食結構。

我們每個人從小就被告誡不要偏食挑食，要食用多種多樣的食物來保證營養的充分。其實，在中醫看來，是因為這種飲食結構對於補養腎陽十分有利。五味入五臟，人進食的食物種類越多，則臟腑越能夠得到很好的滋養，從而化生精氣，收藏於腎，使腎陽得到補益。如果有所偏嗜，必然使臟腑得到的滋養不平衡，身體就需要消耗腎陽來補益功能較弱的臟腑，從而加速腎陽的衰弱。

小敏是個十五歲的女孩，很聰明，也很討人喜歡。她對中醫很有興趣，經常來請教一些中醫問題。有一次她媽媽急呼呼地來了，一臉焦急的樣子，她說：「您一定要幫我勸勸小敏，她為了減肥，不肯吃飯，每頓只啃一點黃瓜，夾兩口菜就說吃飽了。

我和她爸爸怎麼說都不聽，這樣下去，身體哪兒吃得消啊。她聽你的，你幫我勸勸她吧。」回答：「這樣吧，我請她過來吃飯，順便勸勸她。」見到小敏的時候，她讓人很吃驚，才半年時間沒見，可是她跟那個活潑可愛的姑娘完全不同了。她的臉原來是圓圓的蘋果臉，臉色也很紅潤，現在看上去下巴尖起來，瘦了很多，臉色也發白。最主要的是，她整個人都病懨懨的，有氣無力的樣子，缺少十五歲少女應有的健康光彩。

因為她很長時間不吃主食，為避免她脾胃虛弱，吃米飯消化不好，特意煮了雜糧粥，放了紅豆、紅棗、糙米、大黃米、花生米等好幾種雜糧，用電燉鍋煮了很長時間，打開鍋蓋的時候，一屋子都是雜糧的香氣。除了雜糧粥，還配上幾個家常的炒菜，有葷有素，搭配得很精心。但她端起粥，猶豫了一下又放了下去，說：「我在減肥，不能吃主食，只吃青菜和水果。」回答：「你哪兒用得著減肥，你一點都不胖啊。」小敏還是堅持著說：「我好不容易減掉了嬰兒肥，一定要保持下去，不能胖回來，不然反彈了就更難減了。」見她十分固執，就問她：「你知道『五穀為養，五果為助，五畜為益，五菜為充』嗎?你想一想，我們的祖先早在戰國的時候就知道把五穀當做主食，水果作為補助，肉類用來補益，而蔬菜則作為五穀的補充，足見這是有一定道理的。五穀為養，就是把五穀當做是維持生命的根本。穀物實際上就是植物的種子，是濃縮了植物的精華的，也是生命力最旺盛的。我們吃五穀，就能夠補益精氣，從而提升腎陽。你如果不吃五穀，最先受害的就是你的脾胃了，得不到五穀的滋養，脾胃無法正常運化，氣血也就不足，時間長了，你會大便溏泄，月經也會出問題，那時候再調理可就麻煩多了。這就像是把你的營養金字塔抽掉了根基，怎麼能對健康有益呢？古人說，五果為助，五菜為充，就是把蔬菜當做糧食的補充，水果作為營養的補助。你現在拿這些本來是補充的東西當飯吃，這些本來就疏通的作用強而補養的作用差，現在身體本身就已經得不到補養了，還一味疏通，豈不是讓身體越來越差？」

小敏聽後小聲說：「我有些同學用吃雞蛋或吃瘦肉的方式減肥，效果也挺好的，這個是不是好一點？」回答：「這都是一樣的道理，五畜為益，就是在吃糧食的基礎上，給身體一定的補益。所以適當吃些肉，能夠讓你變得有勁兒。可是如果把肉變成主食，還是會給身體帶來很大負擔的。」

這番話讓小敏徹底明白過來了。她當即決定給自己定一個新的食譜，要在保持健康的基礎上，擁有一個好身材。沒過多少日子，她的臉色就顯得紅潤了，精神狀態也

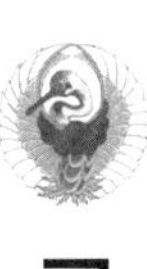

「黑五類」補先天元氣效果最佳

先天元氣不足的人往往身體虛弱，容易生病。但只要注意補養，還是能夠改善先天條件的。黑色入腎，多吃「黑五類」食物是補先天元氣的好辦法。

腎藏精，其中的先天之精來自於父母，主生育；而後天之精則來自於水穀精微的生化，主生長發育。如果先天稟賦不好，就會影響到孩子的正常生長發育，嚴重的甚至會影響到孩子長大後的生殖功能。對於這樣的情況，雖然藥物治療有一定的幫助，但只有配合食療才能夠收到滿意的效果。

曾經遇到過一個這樣的病人，他是個十歲的男孩，由媽媽帶著來的。看上去他很瘦弱，個子也很矮，感覺只有六、七歲的樣子。不像一般的男孩子那樣活潑好動，他只是靜靜地坐在媽媽的旁邊，好奇地打量著周圍。他媽媽說起他的情況，就一副很難過的樣子，說他從小就體弱多病，還不會吃飯就開始吃藥，比同齡的孩子瘦很多。他特別容易感冒，每次都要到醫院去打幾天點滴才能好。因為身體不好，不得不經常休學在家養病，同齡的孩子都上四年級了，他還在二年級。家裡人為了照顧他，簡直操碎了心。也找過很多醫生看，都說是先天不足，也沒什麼辦法，只能慢慢調養。雖然給他買了各種補品，但他胃口並不好，有時候吃了補品也不消化，反而會拉肚子。

看著這個安靜的孩子，安慰他的媽媽道：「不用太擔心，慢慢調養，孩子身體能變強壯的。孩子這是先天元氣不足，發育受到了影響，才會身體瘦弱多病。只要注意調補腎氣，就能夠補足先天，促進發育。當然，對於正在長身體的孩子來說，藥補比不上食補。黑色入腎，為了補充元氣，我建議給他多吃一些黑色食品。我們平時說的『黑五類』就是很好的選擇。」

所謂「黑五類」就是指黑豆、黑芝麻、黑木耳、黑棗、黑核桃等黑色食物。經常吃這些食物，有很好的補腎作用。

一、黑豆

又名烏豆，味甘、性平，有蛋白質含量高、熱量低的特徵。黑豆被稱為「腎之穀」，有活血、利水、祛風、清熱解毒、滋養健血、補虛烏髮的功能。《本草綱目》中記載「常食黑豆，可百病不生」。對於壓力大、體虛乏力的現代人來說，黑豆是增強活力的靈丹妙藥。對於女性來說，黑豆還有美容養顏的作用。經常食用能夠烏髮美白，減少皺紋，延緩衰老。而有便祕情況的人，多吃些黑豆還能夠促進腸胃蠕動，防治便祕。而對於發育遲緩的孩子來說，黑豆也是很好的補益食物。黑豆的吃法很多，既可煮粥，又能燉食。可以給孩子做一些黑豆豆漿，或把黑豆打碎後做成點心，都很適宜孩子食用。

二、黑芝麻

也是很好的補充元氣的食物，味甘、性平，能夠補肝腎、益臟腑、長肌肉，對於肝腎虧虛造成的多種疾病都有很好的調理作用，如眩暈、少白頭、脫髮、乏力、腸燥便祕等。對於愛美的女性來說，黑芝麻也是很好的養顏食物。而經常在辦公室工作的腦力勞動者，更是要借助於黑芝麻來提升精力。黑芝麻雖然油脂含量很高，但對於高血脂也有一定的輔助治療作用，還能夠防治膽結石。所以身體虛弱的老年人也可以把黑芝麻當做是補身佳品。黑芝麻可以炒食，也可以在拌涼菜時放入一些或做成黑芝麻糊都是不錯的吃法。愛吃甜品的人還可以用黑芝麻做餡製成各種各樣的甜品食用。

三、黑木耳

也是一種典型的黑色食品，性平、味甘，有很好的益氣補腦、潤肺涼血、止血澀腸、美容養顏的功效。現代人還發現黑木耳有很好的防癌作用，對於預防心腦血管疾病也有不錯的療效。可將黑木耳炒肉絲食用。做法是：黑木耳一百克，豬肉五十克，青椒一個，蔥薑末適量。把木耳泡發後切絲，豬肉洗淨切絲，青椒切絲，鍋中放入食用油燒熱後，放入蔥薑絲爆香，下豬肉翻炒至變色，再放入青椒絲和木耳，加鹽炒至熟即可。這個菜清香可口，很適宜先天元氣不足的人食用。除了炒之外，黑木耳也可以用來燉湯、涮火鍋或做涼菜等，補益效果都很好。

四、黑棗

性味甘溫，有滋補肝腎、潤燥生津、養血安神的作用。黑棗是大棗的乾品，補中養血的作用更顯著。經常食用黑棗還能夠增強身體的免疫力，對於便祕、貧血、乏力、失眠等有一定功效。需要注意的是，食用黑棗不宜過多，不然會引起胃酸和腹脹。給孩子食用黑棗，最好是煮粥時放入幾顆，既能夠補腎養血，還便於消化。

五、核桃

有「長壽果」之稱，對於調補元氣作用奇佳。核桃味甘、性溫，有健胃補血、潤肺養神的功效。《本草綱目》中說核桃有「補氣養血，潤燥化痰，益命門，利三焦，溫肺潤腸，治虛寒喘咳，腰腳重疼，心腹疝痛，血痢腸風」的作用。女性常吃一些核桃，能夠潤膚養顏。兒童常吃核桃能夠健腦益智。有些人特別迷信補藥，其實，只要每天吃幾顆核桃，就能夠起到很好的補益身體的作用，遠比吃補藥效果更好。核桃可以生吃，也可以炒、燉、蘸糖或煮粥食用。

除了這些黑色食物外，紫菜、海帶、黑米、香菇等食物也是黑色家族中的重要成員，適當食用能夠補先天元氣。

這個男孩子食用了一段黑色食物後，他媽媽打電話來說他的身體抵抗力有了明顯提高，變得很少感冒了，而且人也活潑了許多，顯得很有活力。

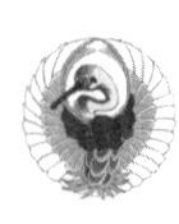

美麗「粥」記：五色養生粥越吃腎陽越旺

粥便於消化，又能夠增強食欲、調理腸胃，不但適宜日常養生，對於一些身體虛弱的人來說，也是很好的補益食物。中醫認為，五色入五臟，在煮粥時加入多種多樣的食材，能夠讓粥發揮更好的養生作用，更有利於補益腎陽。

現在喝粥養生受到很多人的推崇，所以街上的粥店一家家冒出來，而且總是賓客盈門。老百姓在家裡也會經常煮粥，特別是家裡有人生了病、胃口不好的時候，用味道可口、開胃潤喉的食材煮上一鍋熱呼呼的粥，往往讓人食欲頓生。為了能給來就診的患者推薦一些實用又美味的食譜，我曾經嘗試過多種多樣的食材搭配，而養生粥是我嘗試最多的，也受到了患者普遍歡迎。

記得小梅第一次來就診，已經是五、六年前的事了。那時候，她大學畢業沒多久，因為工作太緊張，經常失眠，建議她用食療來調理，效果很不錯。後來，她有點什麼小毛病就來看看，因為家在外地，能給她出主意的人很少，她工作上、生活上有了什麼煩心事也常來談談。小梅是個很愛美的姑娘，她沒什麼病時也常來放耳血美容保健。這一天她又來到了醫館，說自己最近起床老是水腫，不但眼泡腫，連整張臉都是腫腫的，而且感覺精神不好，總是很累，她擔心有什麼問題。問她：「你是不是這些日子熬夜了？」她說：「是啊，沒辦法，這陣子正在趕一個大專案，全公司的人都加班到很晚。一天下來，腰酸得要命。」於是邊給她診脈，邊問她月經是不是規律。她說：「你不說我還沒注意，以前很規律的，這幾次都遲了好幾天，而且量很少。」判斷她有點腎陽虛，於是說：「腎主水液，你現在腎陽虛，水液代謝就會出問題，所以才會水腫。而且你熬夜太多，傷神，讓陽氣更加不足，氣血循環也有點不順暢，才會使月經推遲、量少。要注意調理了，不能因為工作損害了身體啊。」

小梅一聽著急了，說：「那我是不是要吃點什麼營養品？」回答：「我教你一個煮粥的方子吧，既便宜又有效，還很好吃。那就是五色養生粥，用綠豆三十克，紅豆三十克，黑米五十克，小米五十克，去皮山藥三十克，同煮成粥，當做早飯或者晚飯，常喝一些效果很不錯。」

這款養生粥中，包含了紅、綠、黃、白、黑五色食物，而中醫認為，五色入五臟，紅色入心，綠色入肝，黃色入脾胃，白色入肺，黑色入腎。食用這款粥，能夠兼顧對五臟的滋養，從而有補益腎精、調養氣血、增補元氣的作用。其中綠豆性涼味甘，有「濟世長穀」之稱，在《本草綱目》中說綠豆「益氣、厚腸胃、通經脈，無久服枯人之忌」，而且可「解金石、砒霜、草木一切諸毒」，可見綠豆清熱解毒的作用奇佳。綠豆為綠色食物，對肝的調理有益。小梅因為氣血循環不順暢而出現月經推遲，而綠豆有益氣功效，能夠暢通經脈，促進氣血循環。

紅豆味甘酸，性平，有健脾止瀉、利水消腫的功效。《食性本草》中說：「赤小豆堅筋骨，抽肌肉，久食瘦人。」可見紅豆適宜水腫病人食用。而小梅臉部水腫比較嚴重，在粥中加入紅豆能夠顯著消腫利尿。紅豆是典型的紅色食物，有補心養血的作用。

黑米是黑色食物的一種，補腎效果很好。黑米的營養十分豐富，被稱作「黑珍珠」，還有「長壽米」之稱。黑米性平味甘，能夠開胃補中、健脾明目，還有很好的抗衰作用，適宜體虛貧血或腎虛的人食用。對於小梅這樣感覺腰酸、精神不振的腎陽虛的人，有很好的補益作用。

小米屬黃色食物，是養胃的好幫手，而且有助於恢復身體的元氣。民間常給產婦喝小米粥，就是因為小米能夠幫助虛寒的產婦調理身體，恢復體力。小米性涼、味甘鹹，有健脾和胃、補益虛損、養腎和中的作用，《本草綱目》說，小米「治反胃熱痢，煮粥食，益丹田，補虛損，開腸胃」。在粥中加入小米，既能夠調理疲勞狀態，還能夠使胃口更好，精力更充沛。

山藥味甘性平，不燥不膩，是很好的補益食物，有健脾補肺、益胃補腎、固腎益精、聰耳明目、助五臟、強筋骨、長志安神、延年益壽的功效。《本草綱目》中對山藥的功用也是大力推崇，說山藥「益腎氣，健脾胃，止泄痢，化痰涎，潤皮」。多吃一些山藥，可比吃那些昂貴的營養藥效果好多了。像小梅這樣的腎陽虛情況，自然缺少不了山藥這個補益高手。

其實，這款五色養生粥，只是選取了一些家中常備的食材，製作也很簡單，很適宜日常養生服用。也可以根據自己的需要添加或替換別的食材，像加入紅棗、薏苡仁、黑豆、蓮子、桂圓等都可以，食材越豐富，五臟越能夠得到很好的滋養，腎陽也就能越來越旺。但需要注意遵循五色的原則，不要過多使用某一種顏色的食材，以保證養生粥對五臟的調養不失偏頗。

小梅喝了一段時間的五色養生粥之後，打電話說效果好得出乎她的意料，她不但水腫的情況消失了，精力也感覺很充沛，月經恢復了正常。她還特別興奮地說，同事們都說她的皮膚好了很多，自己洗臉的時候也覺得特別光滑，比用高級護膚品都管用。愛美的姑娘們，不妨也試一試吧。

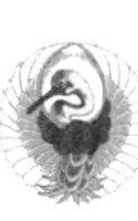

煲一款補腎陽的山藥羊肉湯，慢活見真功夫

食物補腎的功效十分顯著，而且絕對沒有副作用。要想補腎陽，除了喝養生粥外，山藥羊肉湯也是不錯的選擇。用小火把食材中的營養慢慢煲出來，美味可口，功效顯著。

去廣東出差的時候，感覺最享受的事就是喝上一碗那裡隨處可見的湯水。他們叫做老火靚湯，用慢火細細煲一鍋加足料的湯水，火候足，時間長，入口甘甜，還能起到藥補的作用。那裡的人家家煲湯，而且食材隨季節變化，煲湯已經成為他們生活裡必不可少的內容。當地甚至有「寧可食無菜，不可食無湯」的說法。回到家很長時間，還對那裡的湯念念不忘。後來乾脆找出被自己閒置了很久的燉鍋，也開始耐心地煲湯。冬天的時候，人容易手腳冰涼，就給自己煲山藥羊肉湯來喝，喝了一段時間慢慢感覺手腳不那麼冷了。

看效果不錯，後來就把這款湯水介紹給了很多病人。老張就是其中的一位。他來醫館的時候正是冬天，天很冷，他裹得像一個球。醫館裡暖氣很熱，他脫下了羽絨服，羽絨服裡還穿著個薄棉服。他也就四十多歲的樣子，應該是正當壯年的時候，沒想到他這麼怕冷，就和他聊起來：「你這穿得可夠厚的，這麼怕冷啊？」他連連搖頭說：「別提了，最近總是拉肚子，怕冷，還腰疼，我才剛四十出頭，這頭髮都開始掉了。有醫生說我是腎虛，要開藥給我，我一聽補腎藥都不好意思拿。」回答：「你這情況還真有點腎陽虛，不然不能這麼怕冷，胃口怎麼樣？」他說：「這陣子食欲不好，老不想吃飯，覺得沒味道。感覺身上也沒勁兒。我還拿了點山楂丸吃，想著開開胃，可是吃了也沒起什麼作用。」

他還很詫異地問道：「大夫，我這飲食也挺規律的，也沒什麼不良的習慣，怎麼好端端就腎陽虛了呢？」回答：「你是做什麼工作的，是不是工作比較累？」他說：「工作倒不累，挺清閒的。不過我炒股，每天都惦記著這事，最近行情不好，賠了一些錢，挺鬱悶的。」回答：「這就是了，都是壓力太大造成的。你每天盯著那個股票，費心費力，元氣消耗也是很大的。」

「腎陽就是我們生命的真火，能夠溫暖臟腑，所以人不容易怕冷。腎主水液，能夠維持水液的代謝和輸布，讓廢水進入膀胱排泄掉。可是你現在腎陽不足了，水液也無法到達膀胱了，所以才會出現大便溏泄。掉頭髮也是腎陽不足造成的。髮為血之餘，腎陽不足無法滋養脾胃，所以胃口不好，無法生化充足的氣血，自然頭髮也得不到滋養，就開始脫髮了。」見他挺抗拒吃藥，就說：「這樣吧，我推薦一款食療湯給你，經常喝一點，調理調理，也不用專門吃補腎藥了。」他挺高興地同意了。於是把山藥羊肉湯的做法告訴了他：山藥二百克，羊肉三百克，胡蘿蔔一根，小蔥一根，枸杞子一小把，薑片二片，高湯和鹽適量。把山藥洗淨去皮，切成塊狀，胡蘿蔔去皮切塊，羊肉斬塊，小蔥切碎。把羊肉放入油鍋中翻炒一下，放入沙鍋，加入山藥和胡蘿蔔，再放入枸杞子和薑片，倒入高湯，慢火煲三小時左右，再放入小蔥和鹽調味即可服用。

這款湯水之中，山藥有很好的補益脾胃的作用，而羊肉性溫，是最好的補腎陽的食物，經常食用，能夠補虛勞、驅寒冷、補氣血、益腎氣、助元陽、益精血，特別是對於腎陽虛引起的腰酸腿痛、陽痿形瘦等很有療效。山藥和羊肉同煮，再加入能夠補腎益精的枸杞子，對於腎陽虛有很好的調理作用，還能夠促進脾胃的消化和吸收，從而顯著改善腹瀉、怕冷等症狀。

老張服用這款湯水之後，連連說味道很不錯，想不到喝湯也能治病。一段時間之後，再見到老張，感覺他臉色好看了許多，也沒穿那麼厚的衣服了。他說自己覺得精力也提高了不少，大便溏泄的情形也止住了。

其實適宜補腎陽的湯水，除了山藥羊肉湯外，我們還可以選用很多食材，很多溫性、熱性的食物都對於溫補腎陽有幫助，如羊腎、海參、蝦、豬骨、杏仁等，另外中藥冬蟲夏草、黃精等也是不錯的選擇，把你喜歡的食材進行搭配，用煲、燉、煮等不同的方法做出一鍋香氣撲鼻的湯水，能夠讓你的身體得到最好的滋養。

另外，補腎陽首選的季節就是冬季。冬天人容易怕冷，需要提高身體的熱量，而進補能夠促進氣血循環，提升體內陽氣，增強身體免疫力。民間有「三九補一冬，來年無病痛」的說法，就說明冬季補腎陽的重要性。除了補腎陽外，還要適當注意進補也不要過頭，以防燥熱太過使身體上火。

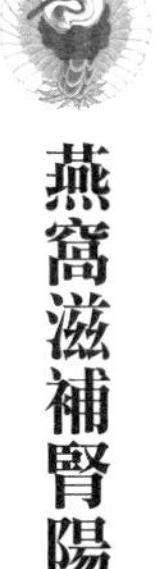

燕窩滋補腎陽的功效好，舉世難敵

燕窩是我國的傳統名貴食品，因其稀少，以前只有貴族們才能夠享用。雖然現在燕窩逐漸進入了尋常百姓家，但仍然價格昂貴。燕窩既能滋陰又能補陽，是十分珍貴的補腎食物。

燕窩、魚翅是人們心目中極品飲食的象徵，在高級宴席上常見到它的身影，足見燕窩之珍貴。在古代，燕窩只有皇親貴族們才能享受到。《紅樓夢》裡曾多次提到賈府食用燕窩，如第四十五回中，寶釵見黛玉咳嗽不止，便從自己家中取了燕窩讓黛玉煮冰糖燕窩粥吃，說「吃慣了，比藥還強，最是滋陰補氣的。」燕窩的滋補作用，由此可見一斑。

十分注重養生的乾隆皇帝食用最多的就是燕窩，幾乎是每餐必用。他的食用方法是把燕窩和鴨子同做成菜肴，如燕窩燴五香鴨子熱鍋、燕窩鍋燒肥鴨、燕窩燴什錦鴨子等。乾隆皇帝能夠活到八十九歲，無疑和燕窩的調養是分不開的。

燕窩，又叫燕菜，由金絲燕經消化腺分泌出的黏液凝固而成，多在海島的懸崖峭壁上，採摘十分艱難。但燕窩極佳的補益作用讓人們不惜冒風險前去採集。燕窩味甘、性平，入肺、胃、腎經，有養陰潤燥、益氣補中、化痰止咳、美容養顏的作用，是補品中的極品，有治療百病之功。燕窩也分為不同的品級，金絲燕第一次築巢，色白潔淨，稱為「白燕」，以前是作為貢品送到宮中的，所以也叫「官燕」。巢穴被採走後，金絲燕會第二次築巢，因為津液不足，這時往往會含有一些羽絨，色澤也會暗淡一些，被叫做「毛燕」，有的燕窩中會含有少量血絲，稱為「血燕」。「官燕」的營養價值最高，也最為名貴，其次為「毛燕」，再次為「血燕」。

因燕窩價格不菲，很少向病人推薦。但有一些病人會主動諮詢燕窩的補益功效，要求用燕窩來調理。曾有一個朋友遠嫁他鄉，一別多年，再次見面卻是在醫館裡。她是前來求醫的，只見她衣著考究精緻，化了淡妝，但仍掩不住臉上的蒼白之色。問她哪裡不舒服。她說：「這次本來是旅行的，去了很多地方，順道回家探親。可是不知道是不是累著了，這些天總是咳嗽，氣短，精神也不好，總是失眠，白天也沒力氣，胃口也不好。有時候還會暈車。我就想是不是開點中藥調理一下，聽說這裡口碑不錯就過來了，沒想到遇上你。」

診脈後發現脈很細弱，認為她有點元氣不足，就說：「我看你身體有點虛，腎陽有點不足。腎為氣之根，肺為氣之主。現在你腎陽不足，所以納氣不足，呼吸就變淺了，影響了肺的功能才會氣短咳嗽。腎陽不足也會影響到身體的經絡暢通，導致失眠、乏力、眩暈。脾胃和腎的關係也很密切。腎陽不足，無法促進脾胃的運化，自然胃口就不好。你臉色也不大好，說明氣血也有些不足。為了更好地調理，最好是用些滋陰補腎的東西。」

她馬上接口說：「我這次旅行買了一些滋補品，特別是在馬來西亞買的燕窩說是品質很好，補益效果很不錯。我吃些燕窩調理怎麼樣？」我說：「那當然好了，燕窩可是名貴的滋補品，而且能壯陽益氣、開胃和中、潤肺止咳，還有美容作用呢。」她一聽眼睛就亮起來，問該怎麼吃。由於燕窩本身就已經很滋補，而且味道清淡，所以燕窩的搭配講究「以清配清，以柔配柔」，只要加入一些冰糖燉成燕窩粥即可。做法是：每次取燕窩十克左右，用清水洗一遍，放入三百毫升純淨水浸泡約四小時（根據燕窩的品級浸泡四至八小時不等，一等白燕一般四小時即可），等到泡發後，不要倒掉水，隔水小火燉煮，水位是燉盅的一半，一般燉半小時左右即可。燉好後配冰糖、蜂蜜等食用。

在中醫看來，冰糖味甘、性平，能夠補中益氣、生津潤肺、和胃去燥，和燕窩搭配，能夠使滋補效果發揮得更充分。

這位朋友服用燕窩大概一個月左右，就收到了很好的效果。她說那種乏力的感覺明顯消失了，咳嗽的情況也止住了。吃飯時感覺有了胃口，失眠的情況也改善了好多。我讓她再多服用一段時間，然後可以減少服用次數。如果有條件，最好長期堅持服用下去。

要注意的是，食用燕窩要少食多餐，定期服用，但不要一次服用太多。可以早、晚服用，也可以隔天服用一次，按照個人的喜好安排即可。如果在睡前服用，有很好的寧心安眠的作用。在吃燕窩時，要忌口，少吃辛辣油膩食物，防止減弱燕窩的滋養功效。感冒時不要食用燕窩。

燕窩對於不同的人有不同的功效。女性服用，能夠潤澤肌膚、美容養顏。很多愛美的上流社會女性都以服用燕窩作為保持容顏的祕訣。而男性服用則能夠補充精力、益腎生精，還能夠改善現代人壓力大的情況。老年人服用則能夠調暢氣機，延年益壽。大病初癒或久病虛損的人，常用燕窩調養，能夠補氣升陽，加快身體的康復。

其實，對於普通家庭的人，如果感覺燕窩價格昂貴，無力承擔，也有一個替代品推薦給大家，那就是用銀耳代替燕窩，經常服用，同樣有滋陰補陽的作用。所以很多人把銀耳稱作「窮人的燕窩」。銀耳價格便宜，但滋補作用不容小覷。如果感興趣，不妨一試。

第五章

安七情，調六欲，情志調和才能腎陽不損

鬱悶、煩躁、大喜大悲的情緒，看上去只是一時的，卻會影響身體的氣血運行，損害臟腑的正常功能。其實，情志過激也是對腎陽的消耗。一個憤懣滿懷的人總是會比平和安詳的人身體出更多的狀況。所以調理好身體，不但要注意飲食和起居這些日常習慣，還要注意調節好心情，這樣才能夠安享天年。

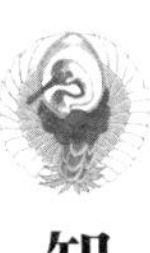

知足常樂最快激發人體的腎陽

能知足的人，少欲寡求，懂得珍惜已經擁有的東西，因此無七情六欲的妄擾，可使心緒平靜，氣機暢和，血脈通暢。保持知足常樂，不妄求、不妄貪，能使精氣內守，腎陽旺盛。

老鄭是北京西城區的一名清潔工，還有一位九十歲的老母親。前兩年老鄭的老伴因為風濕性關節炎一直臥病在床，大大小小的家務活，老人、老伴的生活起居都是老鄭一個人操持，但老鄭一直保持著平和的心態。每天必起來晨練，中午要小睡一會兒，晚飯後，給老伴擦拭完身子，扶著老伴安睡好後，老鄭會攙著老母親出去散散步，因此，老鄭的家庭生活一直過得平和安詳，老鄭的身體也一向比較硬朗。

除此以外，老鄭還有自己的業餘愛好，那就是閒時下下棋，澆澆花，打幾招太極拳。總之，老鄭的生活過得悠閒、恬適又知足。對於健康，老鄭有自己獨到的見解。

老鄭認為，心和萬病自去。保持知足常樂，會讓人由心底散發出一種樂觀、平淡、安適的心情來，即使上了年紀的人，也能經常保持精力充沛，頤養天年。

所謂「知足常樂」，重要的在於「知足」兩個字。知足則無欲、無求，不受喜、怒、哀、樂、悲、恐、驚等七情的妄擾，使人心緒平靜，氣機暢和，血脈通暢，使腎陽在人體中得以暢通無阻地運行，行使職能，進而保持人的情志適調，新陳代謝平衡。腎陽主持人的生老病死，而腎陽又會隨年齡的增長而逐漸衰微，只有常懷一顆恬淡、虛無之心，盡量少消耗腎陽，想辦法催動身體內的腎陽，才能保持人體內的腎陽永遠旺盛。所以，古今中外的那些養生家、長壽者，無不是達觀開朗、心胸開闊的人。

要做到知足常樂，中醫認為，應該從以下幾個方面去努力。

一、合理控制欲望

人會有各種各樣的欲望，如果不善加控制，任由欲望氾濫，就會損傷身體，甚至做出違法的事情來。知足就是要在自己力所能及、環境條件允許的基礎上，合理約束自己的欲求。這也是一個人成熟的標誌。

二、相對滿足

滿足並非止步不前，我們在實現自己的目標時，理應志存高遠，但應保持平和的心態，滿足自己目前取得的成績，並一步一步地去實現下一個目標，而不能眼高手低，急躁冒進。

三、接納環境，肯定自我

每個人必須接納自己在社會座標中已有的定位，並認可這種定位，做到隨遇而安，從而避免出現因環境稍有改變而心理失衡的現象。否則只會自尋煩惱，傷身損壽。

有人認為，知足是人的天性，不容易改變，其實不然。前面說到的老鄭開始時並沒有這麼達觀。老伴剛剛因病臥床時，老鄭也是終日擔心，長吁短嘆，整個人的狀態都很差。他來診病時，氣色很不好，臉發黑，人很瘦，又少言寡語，顯得老氣橫秋的樣子，看上去比實際年齡足足老了十歲。他自己說總是感覺頭暈耳鳴，腰酸腿軟。診斷之後，認為他是情志不調導致的氣血不暢，腎陽不足。如果長此下去，一定會出現嚴重的疾病。要使他身體儘快康復，當務之急是要盡快激發腎陽，調動體內陽氣。

於是我們做了一番傾心交談，談生活、說養生，一直到萬家燈火時分，老鄭感覺大徹大悟，如參禪得道之人，豁然開朗，壓在心頭的沉重感也消失大半。又開了一些養腎元、調氣血的中藥方，讓老鄭回家後按日服用。從此，老鄭就像變了一個人似的，開始樂呵呵地面對日常瑣事，對人生的得失、圓滿，也逐漸有了自己的看法。

《黃帝內經・素問・舉痛論》中說道：「百病生於氣也，怒則氣上，喜則氣緩，悲則氣消，恐則氣下，寒則氣收，炅（ㄐㄩㄥˇ，熱）則氣泄，驚則氣亂，勞則氣耗，思則氣結。」這些擾亂身體氣機的負面情緒，都是那些喜歡汲汲營求的人所無法避免的。其實，即使是大自然中的天地日月，也有陰晴變化、月圓月缺，人的一生又何嘗沒有起伏升降呢？而人與宇宙、自然相比，又何其渺小。想通了這些，人才會做到縱浪大化中，無喜亦無懼，經常保持知足常樂，而這樣，才能夠更好地激發人體的腎陽，讓自己的生命煥發出蓬勃的生機。

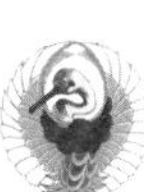

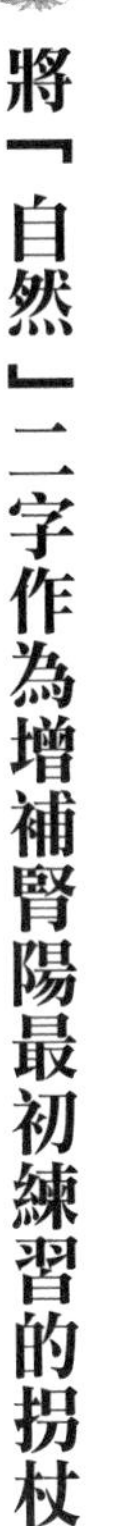

將「自然」二字作為增補腎陽最初練習的拐杖

人體的腎陽，除了先天稟賦不同之外，具體情況更是千變萬化，會受自身及外在環境各種因素的影響，因此，增補腎陽切不可盲目追風、趕潮流，而應從實際出發，根據自身實際情況，順應自然，益者補之，損者去之，把「自然」作為最初增補腎陽的拐杖。

前幾天醫館裡來了一個樂呵呵的白鬍子宋老頭，這個宋老頭很神祕地說，自己最近發現了一個補腎的祕方，聽說效果特別好，有人吃了幾次便把多年不癒的腎病給治好了。宋老頭這幾天正覺得有點兒腰痛，想要調理一下，得知有如此顯著的功效後，宋老頭禁不住也要了這個藥方來，興高采烈地來我這裡配藥。我接過方子一看，原來所謂的祕方只是很普通的一劑補腎方，但是因為宋老頭對補腎藥不是很瞭解，只見方子中有附子、何首烏之類的補腎藥物，就認為能包治百病了。

於是笑著對宋老頭說，你先別急著進補，得先弄清自己的體質、藥材的藥性，才可以辨證下藥啊，否則不是閒著沒事瞎攪和嗎？況且補腎，最好還是順其自然的好。人體的腎陽就像一個壞脾氣的小孩，你要引導、培育他，首先得把他摸順了，瞭解他的脾氣、喜惡，而後才能因勢利導，對症下藥。增補腎陽得一步一步來，有條理地培養氣機，才能使腎陽慢慢地旺盛起來。因此腎最好不要擅自去補，應該在醫生的指導下去補，否則很容易適得其反。

一聽到這，宋老頭急忙說他前段時間服用了一些補腎的山茱萸、熟地黃，問山茱萸、熟地黃都是經典的補腎藥物，應該沒什麼問題吧？

其實不一定，《本草新編》中記載「山茱萸，味酸澀，氣平、微溫，無毒，入腎、肝二經。」但山茱萸重在滋陰效果好，命門火熾、有濕熱、小便淋漓的人不宜服用。熟地黃也是效果顯著的補腎藥，但施補時應區分是腎陰虛還是腎陽虛，多用於陰虛之證，且脾胃虛弱、氣滯痰多者不宜服食。如果在感冒時服用山茱萸和熟地黃，則會使病情加重，遷延難癒。

一聽說這樣，宋老頭很緊張，要求趕緊幫他看看這個補腎方子適不適合他用。方子中有附子一味，就告訴他，補腎的附子有很多種，有白附子、土附子、蛇附子、乾薑附子等，並且附子味辛、甘，性熱有毒，藥性很強，所以未經醫生許可，是不可隨便亂用的。方子裡只提到附子，卻並未具體寫明是哪一種附子，照這個方子還真不好抓藥。

這下子宋老頭咋舌說：「幸好我沒有自作主張就抓藥啊，不然說不定出什麼大問題呢。」又給宋老頭診了診脈，見他脈象還算平穩，但氣色隱隱有些晦暗。就對宋老頭說，其實你只是有些腎虛，年紀大了腎虛原本正常，也的確應該補一補腎，但先得把身體氣機調節好，心態平穩了，身體舒適了，再慢慢施補，不可一上來就以山茱萸、熟地黃、附子等辛熱之品強力補腎，這樣不僅你的身體會虛不受補，還有可能增加腎臟負擔，適得其反。因此，補腎最開始的時候，最好遵循「自然」的原則，一點一點地施補。

那麼如何「自然」增補腎陽呢？我們可以從下面幾個方面加以注意。

一、飲食有度

人從出生到成長、衰老，腎陽在人體內有一個由盛到衰的轉化過程。正常的情況下，腎臟從脾、胃、肺等身體其他臟腑中吸取五穀精微，構成後天腎精。如果飲食無節或脾胃虛弱，就會使腎失後天之養，出現腰酸腿軟的情況，引起身體的不適。因此，補腎之前，日常飲食要注意葷素搭配，不要偏食，也不要暴飲暴食，以保證身體攝入各種營養物質。像腎陽虛的人平時應多吃些韭菜、海產品等；腎陰虛之人，可常煮枸杞子、桑椹粥喝。

二、起居有節

養成規律作息的習慣，使身體各臟腑都處於最佳的功能狀態，平時應盡量不熬夜，不可勞累過度。

三、適度運動

有規律的適度運動，可通過出汗幫助腎臟排毒，還可以激發體內腎陽的活力，延緩衰老，保持體格健壯。

四、心情舒暢

情志舒暢可以促進體內的氣機運行通暢，使各個臟腑的功能活動積極健康，同時心情舒暢會使人食欲增加、胃口大開，從而有助進補。

說完，重開了一劑溫補腎陽的藥方，囑咐宋老頭回去以後每日三次按時服用，並建議他可以吃些「白玉山藥豆腐」作為飲食調養。製作方法：取新鮮山藥五百克，即食豆腐一盒，魚片適量，醬油二匙，白醋一小匙，砂糖適量。將豆腐置於盤中；將山藥蒸或煮熟後切成約五公分長的細條，放置於豆腐上；醬油、白醋、細糖拌勻後，淋在豆腐和山藥上；撒上適量汆燙的魚絲，即可食用。山藥味甘、性澀，入脾、肺、腎經。豆腐入脾、胃、大腸經，可瀉火解毒，生津潤燥，補中益氣。因此這道菜可以滋陰補腎，增加身體抵抗力，對於氣虛體弱、咳嗽多痰的症狀有調理作用。經常食用，能夠起到很好的補腎功效。

虛心方可納物，恬淡才能補腎陽

腎位於人體的下焦，呈收納之態。人體中，腎為先天之本，藏精、納氣、主持和調節一身的水液平衡，體現了虛心納物的特點。腎中的陽氣是人體陽氣的根本。而隨著年齡的增長，人體的腎陽逐漸衰退，只有保持恬靜、淡泊的心態，少耗精血才能夠補充腎陽。

趙先生是一個經歷了人生的風霜雨雪、坎坎坷坷的人。趙先生年輕時也曾血氣方剛，一個人走南闖北，歷世面，經風雨。如今趙先生老了，與老伴過起了一簞食、一瓢飲的清淡生活。

閒暇無事時，趙先生喜歡來醫館裡坐坐。老了老了，趙先生對於中醫養生產生了濃厚的興趣，自己鑽研起中醫來。而趙先生尤其感興趣的就是調養腎陽的問題。

通過談話，告訴趙先生，養腎陽，重要的是虛心恬淡。虛心，就是經常保持一顆虛懷若谷的謙虛之心，做到心胸開闊，海納百川。恬淡，就是要求人不為七情六欲所馭，學會中庸之道，做到心中常無事，恬淡隨性地生活。

大家都知道「諸葛亮三氣周瑜」的故事，三氣之後，周瑜長嘆一聲「既生瑜，何生亮」抱恨而死。周瑜的故事，留給後人對他心胸狹窄的評定，成了歷史上有名的笑談。其實從中醫上說，周瑜之死正是說明了過度的情緒波動會損害健康。

古人認為，養心，保持心寬體胖，是健康少疾、延緩衰老的首要條件。《禮記・大學》中說道：「富潤屋，德潤身，心廣體胖。」這裡的「心廣」，就是心虛、心胸寬廣的意思。心廣，則世界萬物皆向我奔湧而來，所以古有「大海不擇細流，故以成其大；泰山不讓壘土，故以成其高」的諺語，就是強調人們要虛心納物。

趙先生說感覺自己有點腎陽虛。經診脈發現，他脈象有些不穩，臉色比上次來時差了一些，有些發黑的樣子。估計是最近春夏之交的季節，氣溫變化快，他晚上睡覺時被子蓋得薄了些，受了些寒，損傷了腎陽。

在人體中，腎是封藏之本，有收納功能。腎藏先天、後天之精，納五穀精微之氣，主持調節人體水液代謝，因此，腎陽被稱為元陽之本、人體的命門之火。腎陽的這把火，我們應該好生維持、利用。既不能濫添柴火，把腎陽之火燒得過旺，也不能釜底抽薪，消耗腎陽過甚。而是應該保持火勢平衡，火勢小了添把柴，火勢大了鬆散鬆散，才能使腎陽之火燃得長久。

問趙先生最近心情可好，趙先生聞言搖了搖頭，嘆口氣道：「唉，你還別說，最近真有些心裡鬧彆扭，原因是兒子和兒媳因為工作的問題產生了爭執，因為沒有及時好好解決，矛盾鬧大了，這幾天正冷戰呢，弄得我和老伴也心緒不寧的。」

聽了這話，不由笑著對趙先生說，這個你也無需太過於擔心，年輕人有年輕人的生活方式，也有他們自己解決問題的方法，你就只管安安心心地過好自己的日子就行了，父母哪能為孩子操心一輩子呀。你為孩子們的事情緒起伏，過度的情志變化反而會影響身體健康。要使身體陰陽平衡，平和安康，應取中庸之道，做到「六少一多」，即少怒、少鬱、少憂、少悲、少恐、少驚、多樂。這裡的樂是要知足常樂，但不能急樂、大樂，這樣才能使情緒穩定、真氣順從，保持身心恬淡虛無，給腎一個和諧的生理環境，才能有所補益。

中醫的觀點認為，人從一出生到四十歲前，腎陽一直處於增長旺盛時期，此時適應腎陽增長的需要，人在生活上應該注意營養，培養好的體質，為老來身體健康打下一個好的基礎。過了四十歲以後，人體的腎陽開始轉向衰微，人就該開始節欲、省神，盡量過恬淡虛無的生活，節約、保護好體內不斷流失的腎陽，以延年益壽。青年人爭強好勝，為追求理想而奮鬥，需要的是虛心，虛心方可納物。像你我到了老年，開始要求功成身退，尋找一個世外桃源，過過清心靜慮、隨意的生活。其實，人一輩子的這種成長過程，與腎陽的盛衰也是相符的。

說完，告訴趙先生一個補腎陽的食療方「糖水車前草」：取車前草一百克，竹葉心十克，生甘草十克，黃片糖適量。先將車前草、竹葉心、生甘草一起放入沙鍋內，加適量清水，然後用中火煮四十分鐘左右，再加入黃片糖稍煮片刻停火，待溫度適宜即可飲用。可以每天代茶飲用，能夠增補腎陽，還有延年益壽的作用。

趙先生得了這個方子，如法炮製，後來聊天時，就經常端著一杯車前草茶。這樣邊喝茶邊聊天，讓趙先生心情十分愉快，又起到了補腎強身的作用。他的晚年也變得更加腎陽充盛，多姿多彩。

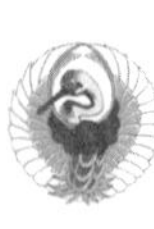

入靜使人「精滿」、「氣滿」、「神足」、「陽足」

古代的養生家們，通過入靜打坐的方式把人的修煉分成幾個階段：煉精化氣，煉氣化神，煉神還虛，煉虛合道。人如果靜心凝慮，使精不洩漏，則神有所養，氣有所化，腎陽充足。

這段時間對小潔來說，可真是一段難熬的時光，公司、家庭中的雜事一大堆，弄得小潔心煩氣躁，六神無主，每天焦慮煩悶，寢食難安，差點兒就要崩潰了。小潔說她感覺自己像患上了抑鬱症。無奈之下，她前來求助。

見面後，跟她聊一些古人的養生常識。我國古人提倡以鬆、靜、自然為原則，煉精、化氣、化神、助陽，從而幫助人靜心除慮，達到促進人體健康和去除疾病的目的。

入靜，用通俗的話來講，就是養生家們通常所說的靜坐，精神內守。具體方法為，盤腿而坐，深呼吸，閉目靜坐三十分鐘，腦中排除一切雜念。養生家們認為，靜坐時會使人的呼吸頻率變緩，心跳減慢，肌肉緊張程度得到舒緩，可大大提高睡眠品質。所以在現代醫學中，入靜被稱為「更高級的休息」，這也是為什麼醫院總要保持一個安靜的環境的原因。

傳統的養生法中，認為人應該「守靜篤，致虛極」。就是使身心皆虛，心中無物，慢慢進入一種身心寂靜的境界。當人入靜一段時間後，會感覺身體愈來愈柔軟，感覺到身體內部的氣血流動，此時身體各臟腑器官皆回歸本來，身體中一些細小的疼痛都會體現出來，臟腑器官開始變得生機勃勃。因此中醫認為，入靜可以使人「精滿」、「氣滿」、「神足」、「陽足」。

一、入靜使人「精滿」

當人們在入靜時，一般都要凝神聚氣，積氣則精生。《黃帝內經》中提到：「恬淡虛無，真氣從之。精神內守，病安從來？」認為人的心境恬淡虛無，保持像回到母胎中一樣的赤子狀態，真氣就會在體內湧出，並且越聚越多，因此疾病也就無機可乘。

二、入靜使人「氣滿」

氣其實來源於精。中醫認為，腎藏精，精能生氣，即精化為氣，腎精在腎陽的溫煦和推動下，可以化生元氣，成為人體一身之本。人的元氣充盈到一定程度，就可以通經流注，氣通任督二脈時，完成「百日築基」之關。因此，由精滿自然而化生出氣滿，丹田精滿，則五臟氣盛，達到精滿則氣壯的效果。

三、入靜使人「神足」

道家的修煉法中，認為「煉氣化神」。精化為氣以後，人如果繼續保持靜坐修煉，氣就會進一步化為神，在人體中完成一個「大周天」。因此，氣滿則神滿，精神飽滿。

四、入靜使人「陽足」

中醫認為，入靜、煉氣的最高境界，是達到一種物我兩忘的虛無狀態，人體的精、氣、神在體內循環一周後，復又返歸腎元，新的精氣源源不斷地匯集到腎之命門，使人的生命品質達到一個更高的層次。

這裡所說的「精滿」、「氣滿」、「神足」、「陽足」，其實也就是古代養生家們提到的人的修煉的幾個階段：「煉精化氣，煉氣化神，煉神還虛，煉虛合道。」他們認為人如果靜心凝慮，使精不洩漏，則神有所養，氣有所化，而這三者都由人的先天之精即腎陽所化生。因此，腎陽在體內流動，稱之為氣；腎陽凝聚，稱為精；腎陽的推動、溫煦作用，稱之為神。而修煉人的精、氣、神，最終還是會歸到腎陽上來。所以說，養生者，先飽其精，精滿則氣壯，氣壯則神旺，神旺則腎陽足，身體健壯少生病。

時光在漫談中一點點流失，小潔躁動的情緒也得到了明顯的緩解。看起來她對入靜養生之法似乎頗為認同，因此聽得心無旁騖，專注入神。其實，像小潔這樣意念集中、心態平靜、全神貫注達到忘我的狀況，本身就是一種入靜的狀態。這種情況我們在日常生活中常有體會，當我們如癡如醉地看某一部情節動人的電影，全神貫注地聽一首清澈流暢的鋼琴曲，都會達到這種入靜效果。

古人入靜對環境要求較高，一些出家修行的人，為了清心靜慮，達到更好的養生效果，都喜歡在名山大川、深山老林裡修屋建宅，深居簡出。生活在都市的現代人，沒辦法放下家庭事業，而且名山大川也不容我們安身長住，因此可以更加靈活，只要條件允許，即使是工作空檔歇口氣的時間、喝水的一時半會兒、伏在桌上打盹的那點時間，都可以入靜。而且姿勢也可以不限，自己覺得怎麼舒服怎麼坐——或用單腿式，就是把一條腿放在另一條腿上；也可用雙盤式，又稱「跏趺坐」，就是我們通常所說的「五心朝天」（五心者，指頭心、左右兩個手心、兩隻腳心）。

一、入靜的方法

兩腳交叉，盤腿而坐，手心朝上，拇指指尖與中指指尖輕輕接觸，閉目凝神，徐緩呼吸，調整意念，達到一種恬淡虛無、鬆靜自然的忘我的境界。

二、入靜的時間

入靜效果最好的時候，應該選擇在清晨或臨睡前這段時間，每次維持三十分鐘時間為宜。

三、入靜的功效

長期堅持這種有意識地排除雜念、放鬆身心的鍛煉，必會使你的身心、工作、生活都有意想不到的收穫。你會感覺身體的緊張和壓力得到了放鬆，呼吸變得平緩，心態也會越來越平和。

四、入靜的注意事項

需要注意的是，入靜的時候可以先放一段優美、舒緩的音樂，然後排除雜念，避免外界干擾。為了保證入靜的效果，清晨或臨睡前的時間可先淨手，再心無旁騖地堅持一定的時間。

除了經常凝神入靜外，生活飲食上也應注意清淡，食不求飽，衣但求溫，保持身心的輕鬆恬淡。

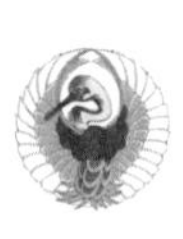

「心無掛礙」是養腎陽最好的心法

人體的腎陽又被稱為坎中一陽。古人認為，養陽的正道，應做到「離中虛，坎中滿」，離中虛，指時常保持一顆謙虛之心；坎中滿，即指腎精充足。人時常保持一顆謙虛之心，使心無掛礙，自由不拘，是養腎陽的最好心法。

佛家有一句偈語，「菩提本無樹，明鏡亦非臺，本來無一物，何處惹塵埃」，道出靜心忘我的養生大道理，要求人們做到心無掛礙、灑脫自如。

心無掛礙，指的是要使人的心靈不拘泥，不困惑，不為功名利祿營營碌碌，不為蠅頭微利處心積慮，做到灑脫自如，給身心自由發展的空間。從中醫的觀點來說，就是要充分發揮腎陽的蒸騰、溫煦功能。

所以，古人認為，養生的正道是要做到「離中虛，坎中滿」。而《易經》的八卦認為，離為心，為火臟；腎為坎，為水臟。後天離火在上，先天坎水在下。離中虛，即佛家所說的心靈空虛，無所掛礙。腎為命門之火，又稱為坎中一陽，坎中滿也就是說要腎陽充足。「離中虛，坎中滿」的意思，就是要求心要虛、腎精足。我們平時都有這樣的體驗，如果任由自己的心情被一些亂七八糟的東西填塞，人就會覺得悶得慌、堵得慌，久而久之思維混亂，身體會不斷出狀況。之所以這樣，就是因為雜亂的思慮會擾亂氣機，損傷腎陽。

中醫認為，心為君主之官，主神明、血脈。而腎的功能是藏精、主水、納氣。心屬火居上，腎屬水居下，心陽下降，腎水上濟，而成「水火既濟」、「心腎相交」之勢。心腎之間陰陽水火，氣血津液皆氣化相交，維持人體生命活動的平衡。人一旦心有牽掛，無法做到離中虛時，就會焦慮勞神，耗費陰液，引起虛火上升，氣血紊亂，使人體中水火、陰陽、氣血、情志失常，導致心腎不交，腎陽不濟，容易出現失眠、健忘、癡呆等症。

社區裡有一個小夥子小張，他經常訴苦，說自己活得太拘束，什麼事都被家裡的老婆管著，想做點什麼都不成，用句不入流的話來說，這叫「家有惡妻」。家裡住著一個「母老虎」，做什麼事都擔驚受怕，生怕「母老虎」大發淫威，自己就得跪洗衣板了。

其實，小張的老婆也並不是什麼「十惡不赦」的人，只是有點兒喜歡瞎操心，什麼事都放不下，一定親力親為才放心。在家裡一刻都坐不住，屁股沒坐安穩，便站起來，這裡收拾收拾，那裡整理整理，又叮囑小張該換衣服了，某某事情該辦了等，反正一天到晚沒個閒時候。因為過於操心，她年紀輕輕的，額頭上的皺紋卻不少，而且面色有點灰暗，據小張說還經常掉頭髮，其實這些都是腎陽不足的原因。

我們居住在大都市裡的人，飲食無規律，起居不循天時。內則因為少動而四體不勤，外則受擾於聲色名利，被浮華世事擾亂心神，富貴榮辱之念時時占據心中，心情少有片刻安寧，諸事糾纏不休，從而使現代人精神內傷，身心渙散。如果人們經常因為境遇問題而勞心傷神，或因家人朋友而深情牽掛，就會損傷腎陽，對身體健康產生很大的不良影響。

很不幸的是，我們的日常生活中，需要人勞心牽掛的大事小事實在太多了。很少有人能完全擺脫世事的牽掛，更多的是像小張的老婆這樣勞心牽掛的人，所以人們常說入世容易出世難，很難擺脫得了塵俗瑣事的束縛。但是從養生的角度來說，我們又有必要學會剔除心靈的灰塵，不要讓自己的心情牽牽絆絆，而是要學會心無掛礙。

要做到心無掛礙，前人其實已經給出了答案，那就是心善、心寬、心正、心靜、心怡、心安、心誠。

一、心善

善良是一種美德，也是一種有益於身心的心靈修養方式。一個人經常行善事，心中常常湧動一股欣慰之情，會成為一種精神鼓舞，使人精神輕鬆愉快。一個樂善好施的人，必定心理穩定、平衡，身心處於協調狀態，從而有效防止抑鬱、神經衰弱等心理疾病。

二、心寬

世上最寬廣的是海洋，比海洋更寬廣的是人的心靈。心靈的界限無邊無際，一個心寬的人，能接受、容納外界事物，使自己與周邊環境和諧相處。及時地寬恕別人的缺點和錯誤，是品質高尚、人格健美的表現，也是醫治心理疾病的靈丹妙藥。

三、心正

俗話說「身正不怕影子斜」，堂堂正正、光明磊落地做人，吃得香，睡得安穩，不會讓不著邊際的貪心和私欲牽著鼻子走，也不用在做了歪事後擔驚受怕，傷神傷腎，更不會因為夜晚輾轉難眠而影響腎陽。

四、心靜

內心平靜，不為光怪陸離的世界所誘惑，不為金錢、美色所驅使，則人自然散發一種從容、恬適的氣質，保持體內環境穩定，防止心理疾病的發生。

五、心怡

時常保持一顆樂觀、豁達的心，坦然面對困難和挫折，笑對人生，自得其樂，這是身心健康的源泉。

六、心安

以平常心看待周圍的人的光環，淡泊名利，面對人生的起伏轉折，保持一顆平常心，讓自己的心態永遠處於一種平和喜樂的狀態。

七、心誠

所謂心誠則靈，無論做什麼事，有一顆誠摯的心，才能向外界敞開心胸，向朋友傾吐心中憤懣，使不良情緒及時得以疏導，從而緩解精神壓力。

小張把聽到的這些話當做金科玉律，傳授給老婆。每當老婆開始為某件雞毛蒜皮的小事而憂心忡忡的時候，小張便會提醒她要放下，要做到心無掛礙。漸漸地，小張的老婆不再斤斤計較，不再老是因為心有掛礙而影響腎陽，身體也越來越健康了。

第六章

順天時，重「紀律」，起居有常才能安養腎陽

四時變化、天氣冷暖、晝夜交替是自然界的變化規律，人生活在自然之中，就要根據自然界的變化來適時調整自己的生活，天冷加衣，天暖減衣，日出而作，日落而息，遵守自然的「紀律」，這樣才能夠讓身體得到自然界的良好回饋，安養腎陽，延年益壽。

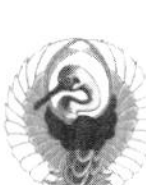

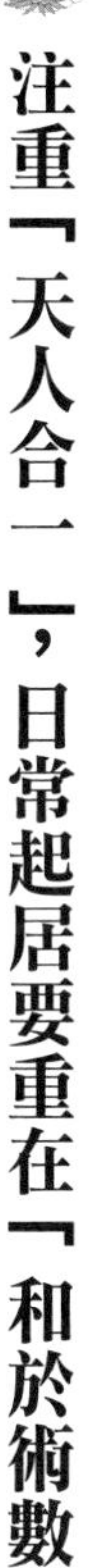

注重「天人合一」，日常起居要重在「和於術數」

人秉天地陰陽之氣而生，而腎陽為一身元陽之本，維護腎陽，就是追求人道與天道相符合。和於術數，就是使日常生活起居適應大自然的生、發、閉、藏規律，做到飲食有度、起居適時。

古人認為，人是秉天地陰陽之氣而生的，與大自然有密不可分的關係，且人同為大自然的一分子，也是需要遵循自然規律的。因此人的一切行為都要與大自然統一、融合。養生也一樣，要力求達到「天人合一」的境界。而達到這一目的的途徑便是「和於術數」。這裡的「和」是和諧、符合、協調不違逆的意思。「術數」，是指方法、技術。養生有一定的實際可操作的技術、方法，採用這些技術和方法可以使人與自然很好地調和，達到天人合一的效果。「和於術數」的意思，其實就是飲食起居有規律，合乎天時。同時遵循中醫五行相生、相剋的理論，注意調和氣血，養護腎陽，保持臟腑器官協調有序的工作。

《黃帝內經．素問．上古天真論》中，黃帝向岐伯討教關於養生的問題，說：「余聞上古之人，春秋皆度百歲，而動作不衰；今時之人，年半百而動作皆衰者，時世異耶？人將失之耶？」意思是我聽說上古時代的人，都很長壽，活到百歲而不見老邁之象。但現在的人，才年過半百便身體虛弱，精神不振，顯得老邁了，這是因為時事不同？還是人們自己哪裡做錯了呢？

岐伯回答黃帝說：「上古之人，其知道者，法於陰陽，和於術數。飲食有節，起居有常，不妄作勞，故能形與神俱，而盡終其天年，度百歲乃去。今時之人不然也，以酒為漿，以妄為常，醉以入房，以欲竭其精，以耗散其真，不知持滿，不時御神，務快其心，逆於生樂，起居無節，故半百而衰也。」這是說，上古時代的人懂得適度原則，遵從人體與天地陰陽的變化規律，使生活起居有規律，因而形體、精神都能得到很好的保養。而現在的人，把酒當做日常飲品，以妄作當做常事，或酒醉行房，縱欲而耗竭腎精，絞盡腦汁地思慮耗散精血；不懂得滿則將溢的道理，而沉迷於聲色享樂、歌舞昇平；或者廢寢忘食，起居失常，自然年未過半百身體便衰弱了。可見，人要安養腎陽、延年益壽，日常起居就要遵循自然規律。

養腎陽除了和日常起居習慣有關之外，還和地理位置息息相關。中醫認為臟為陰，腑為陽。腎為五臟之一，藏精而不泄，因此腎屬陰。上為陽，下為陰。腹部為陰，腎居下焦，為陰中之陰。腎陰為一身陰液之本，對人體有滋潤、濡養作用，還能制約腎陽。在中醫五行中，腎為水臟，北方氣候寒冷，屬水，與腎氣相通；南方屬火，水能剋火；東方屬木，水能生木；西方屬金，金能生水；中央屬土，土剋水，因而中原的人腎氣較弱。因此，我國東、西、南、北的人腎氣較旺，而中原的人則腎氣較虛。各個不同地方的人，應該根據各地不同的氣候、自然條件而注重對腎的保養。

在腎與季節的關係中，腎主蟄，為封藏之本，精血所藏之處。冬季氣候嚴寒，在人體為陰中之太陰，與腎相應。因此，冬季應注意養腎，防止腎臟病變。一天二十四個時辰，子、丑、寅、卯、辰、巳、午、未、申、酉、戌、亥分別對應五行中的木、火、土、金、水，早晨屬木，日中屬火，午後屬土，日落屬金，夜半時辰屬水。腎氣會隨之發生相應的盛衰變化。腎屬水，故在屬木的清晨，屬金的日落時分，屬水的夜半時分腎氣較旺，而在屬土的午後腎氣較弱。腎臟有病，多在丑、辰、未、戌時加重，在屬水的子、亥時症狀減輕。

明白上面這些，有助於我們在日常的生活起居中，根據不斷變化的情況適時養生，保護腎陽，做到「天人合一」。

社區裡有個王大爺，平時喜歡早起，不管颳風下雨都要到處逛逛。最近天氣冷，王大爺也沒在意，仍然到一個老朋友那兒串門子去了，回來後一下子就覺得身體不舒服，感覺有點兒虛，還精神疲憊、腹脹、咳喘。王大爺想自己可能是感冒了，為此，特意來就診。

請王大爺坐下後，感覺他臉色很不好，仔細地號了號脈，發現王大爺的脈細滑無力，又看他的舌苔，發現舌苔很厚。問王大爺最近生活情況如何，王大爺想了想，說最近水果上市比較多，貪吃了一些涼性水果，又加之這兩天和朋友聊天，一聊就聊得忘了時間，可能有些耗傷精神。王大爺說這幾天老覺得小便有些餘瀝不盡，還有點兒腰痛，直不起腰來。據此判斷這些症狀與腎有關。上了年紀的人腎陽衰弱，生活起居稍有不慎便易感風寒，使身體出毛病。因此建議王大爺日常養生中要注重「天人合一」的養生原則，在保養腎陽上下工夫。具體說來，就是要注意防寒保暖，並且要避免過度傷神。

後給王大爺開了一些調腎養陽的藥物，讓王大爺回去定時定量服用，另外告訴王大爺，應該保持有規律的飲食、作息時間，同時還要保持恬淡、樂觀的精神，使情志安適，盡量做到生活起居與四時氣候、外界自然同步，一年四季都把身體陽氣養好，保持身體能量充足。

春天時，肝火旺盛，容易心煩氣躁，注意調養情志，保持心態平和、恬淡安靜，這與春天春和景明的氣候特徵也是符合的。春天是一個陽氣宣發的季節，皮膚毛孔舒張，容易感染風寒，因此需要注意給身體保暖。

夏季天氣炎熱，氣血、腎陽容易外泛，要防止貪涼，晚睡早起應天時，以免傷害體內陽氣。夏天飲食應以清淡為主，因為夏天出汗較多，消耗體能，再過食油膩會損傷腎陽，引起食滯、氣滯。

秋季自然氣候由疏泄轉向收斂、閉藏，生活起居方面應早睡早起，收斂神志，以保護腎氣，緩和秋天肅殺的氣氛。在中醫的五行中，秋屬金，主肺，因此多吃潤肺的水果，如秋梨等，有助於收降夏天時外泛的氣血。

冬季氣溫低，陰邪重，易傷陽，因此冬天應注意防寒。冬季護腎，應盡量減少能量消耗，少運動，早睡晚起，注意保暖。因為冬季活動量少，因此也是人養精蓄銳的好時候，王大爺這段時間因為起居失調而引起的體虛，可在冬季多食一些滋補的食品，以滋補腎陽。

王大爺對這一番關於養生的觀點頗為認同，連連點頭，答應回去後一定認真去做。過一段時間見到王大爺時，果然身體硬朗，聲音洪亮，雙目有神。王大爺說，自從注意協調自己的生活起居，使之與天時平衡後，體質好了很多，許多小毛病都沒有了。

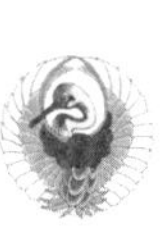

「食傷」，因吃而導致腎陽衰敗的人太多了

腎藏精，主水，是身體水穀精微的儲藏之處。腎中的陽氣直接來源於人體中後天水穀精微的充養，因此，人的飲食對於腎陽的盛衰起著重要作用。而偏食、過食等不良飲食方式，極容易損傷腎陽，導致腎陽衰敗。

唐代名醫孫思邈指出：「安生之本，必資於食……不知食宜者，不足以生存也……故食能排邪而安臟腑。」這說明了飲食對人體的作用。飲食是人的生存之本，飲食可以排邪毒、安臟腑。這也是現在越來越多的人喜歡食療養生的原因。但如果飲食不當，產生的問題也不少，因為「食傷」而導致腎陽衰敗的人就有很多。

潘先生的一次誤食就是「食傷」而使腎陽受損的典型例子。

潘先生是個對烹調頗有興趣的人，喜歡精烹細作，平時沒事兒就下下廚，自個兒弄些養身益腎的食品。他還喜歡花些心思研究食品的食性之類，甚至自己研究搭配出了一些菜譜，因此，潘先生對於飲食可以說是有自己的一番心得。但潘先生畢竟不是醫生，雖然對於飲食有一些自己的瞭解，可對於「吃」的學問，有時候難免會弄巧成拙，出現意外。

有一次，潘先生偶爾聽到一個偏方，說魚膽可清熱、明目，於是潘先生特意從市場上買了好幾個魚膽回來，就著水生吞入肚。可沒過多久，就出現腹痛、腹瀉、嘔吐的情況，同時感覺身體乏力、臉色發白，還出現小便無力，淋漓不盡，因此來診。

經給潘先生診脈，發現脈象浮滑、舌苔白膩，且有周身水腫，是明顯的腎虛之症。我想他無故腹痛、腹瀉一定是誤吃了什麼東西引起食物中毒。就問潘先生，吃過一些什麼食物，潘先生說也沒有吃什麼特殊的東西，就是吞食了幾個生魚膽。於是知道潘先生的問題在於生食魚膽中毒，影響腎臟。魚膽中含有毒性很強的汁液，因此不論生吞或熟食，一次超過二．五克，就極可能引發中毒，一條一、二千克的魚的魚膽，便可達到中毒的程度。

在人體的臟腑組織中，腎主水，受五臟六腑之精而藏，因此腎的主要功能之一是藏精。腎中精氣的來源，一部分是與生俱來的「先天之精」，另一部分則來源於其他臟腑提供的「後天之精」。因此，五臟精氣的充盛與否，關係著腎精能否盈滿。而五臟之精氣，則來源於飲食五穀精微的化生。

飲食是否規律對於腎陽有很大影響。宋代的《嚴氏濟生方》中寫道：「善攝者，使一食一飲，入於胃中，隨消隨化，則無滯留之患。」這句話意在說明飲食應有規律，如果飲食不節，可能損傷脾胃，使脾胃的熟腐、運化功能失常，身體濕濁內聚，痰飲內生；或化熱，耗傷氣血陰陽，最後累及於腎。所以平時飲食過飢過飽都可能導致疾病發生。人的身體若長時間食物攝入不足，則氣血生化乏源，機體缺乏足夠的營養供給，沒有足夠的水穀精微化生後天精血來充養先天腎精，久而久之則導致腎精不足，腎陽虛衰，影響腎臟藏精、主水的功能；同樣過食、過飲也會影響腎功能，因為食物過量積聚在胃中，阻礙氣機，或營養、脂肪過多，存積在體內，從而導致內生痰濕，損傷腎陰，使百脈不暢，腎功能受損。

偏食也是影響腎陽的一個重要原因。《黃帝內經・素問・藏氣法時論》中說，「五穀為養，五果為助，五畜為益，五菜為充，氣味合而服之，以補益精氣。」強調飲食的多樣性，不同的食物，對於不同的臟腑有滋養作用，五臟精氣充足才能夠充盈腎精，有利於維護腎陽。如果偏食挑食，則會使臟腑得不到及時的營養補充，對精血的化生不利。

在採取了一些解毒措施後，又開了幾副養腎、護腎的方子，囑咐潘先生回去按時服用。同時，告訴他不要再盲目吃東西，因為很多食品，不管是自然的瓜果蔬菜、飛禽走獸之類，還是後天加工的食品，都或多或少會對身體產生一定影響。如果一味隨心所欲地搭配，就極有可能發生意外。為了保證身體的健康，飲食的多少、時機、相生相剋、五味調和等都是需要考慮的。而腎因為是儲藏水穀精微之處，往往成為飲食不當的受害者。

《養生延命錄》認為，養生之道「不欲飽食便臥，以及終日久坐，皆損壽也……飽食訖即臥，成病，背痛」，就是說飽食過後不可馬上躺下來，也不可整日坐著不動，不然就會損及壽命。飽食即臥有可能會發生腰背痛，這就是腎陽受損的結果。現代人常坐在辦公室裡，一坐就是一整天，平時也很少出門鍛煉身體，呼吸新鮮空氣，這些都會損傷身體陽氣。

對於潘先生，平時應多吃些韭菜、芝麻、豇豆、山藥、核桃、枸杞子等補腎的食物，以及羊肉、蝦類等強腎陽的滋補品；多飲水、少飲酒，保持服飾寬鬆、心情舒暢；沒事時按摩按摩腎經及與腎相關的穴位，如湧泉穴、太溪穴、腎俞穴等。此外，春不食肝宜食辛，夏不食心宜食酸，秋不食肺宜食苦，冬不食腎宜食鹹；春、夏、秋、冬，四季不食脾，以順天時；熱食傷骨，冷食傷臟，熱物灼唇，冷物痛齒。這些飲食宜忌我們平時都要注意。

潘先生聽這一番講解，恍然大悟地說：「以前我只是隨自己喜好，興致所至地烹調一些食品，聽你這麼一說，才知道原來飲食裡面的學問還多著呢，我以後再不敢胡亂搭配吃東西了，要注意科學飲食。」回去後，潘先生對飲食的學問更感興趣了，不但自己動手做，還更注意合理、科學的飲食養生方法，身體自然也越來越健康了。

為健康著想，大寒的食物損害腎陽，要少吃

腎陽就像我們身體裡燃燒著的一盆火，人體靠著這盆火的熱量得到溫暖和溫煦。如果平時過度食用大寒的食物，就好比往腎陽這盆燃燒著的火上猛力澆水。大寒食物吃得越多，往火上澆的水越多，久了就會損害腎陽。因此，為健康著想，大寒之物應少吃。

寒性食物，指的是能對身體起變寒作用的食物。我們通常接觸、食用的寒性食物，在瓜果蔬菜、雞鴨魚肉等日常飲食裡面，幾乎隨處可見，因此我們要特別注意，少食或不食這些食物，更不可貪食那些性大寒的寒涼之物。寒性食物中水果類的如香瓜、西瓜、柿子、梨、香蕉、柚子等，蔬菜類的有茄子、番茄、黃瓜等，還有魚、蟹等海鮮、河鮮。

「寒」是人體健康的一個大敵。中醫認為，受寒往往是疾病發作的一大誘因。寒和熱相比，應為陰邪，易傷人體陽氣。在正常情況下，人體內的腎陽本來可以制衡陰寒，但如果過食大寒之物，使體內陰邪偏盛，陽氣受到壓制，人體就會被陰寒所傷。而腎陽為人一身的元陽之本，寒邪經常侵襲體內就容易使腎陽受損。也許有人會說，平時我也吃了寒涼食物，好像也沒生病。其實這時病根已經在身體裡種下了，假以時日，一旦遇到日曬雨淋等情況時，寒邪就會在體內發作。當然也不是說對於大寒食品，一丁點兒也不能吃，而是要盡量少吃。

中醫認為，腎為水臟，寒屬於水，因而寒邪最易損傷腎陽。腎陽受損，則容易發生腰膝酸冷、夜尿頻多、陽痿遺精等疾病。腎陽氣虛又會傷及腎陰，腎陰不足，則會讓人口乾咽燥、頭暈耳鳴，患上各種慢性疾病。寒性食物在體內鬱滯，還會引起氣機不調，因此平時易傷腎陽的寒涼之物應少吃。

同時中醫認為腎為「命門之火」。在傳統的中醫養生方法中，對腎只存在補的方法，而無瀉法，而大寒之物對於腎的作用，恰相當於中醫中的瀉法，其作用就像往一盆燃燒著的火上澆水，最後只能把火給澆滅了。所以我們平時應少吃大寒之物，防止寒傷腎陽，損害身體健康。

包先生來診病的時候，正是初夏時節，雖天氣還不是特別炎熱，但已經有許多消暑瓜果開始上市了。他就是因過食寒性食物而導致身體出現毛病的。診病時發現他體內陰寒侵犯陽氣，寒邪很重，導致他手腳冰涼，精神委靡，脈弱細微。經詢問才知道，原來包先生在一家建築工地上班，每天風餐露宿，渴了喝點自來水，餓了吃幾個白饃，本來生活也不是十分規律。最近兩天老闆給包先生工地上送來一小貨車的西瓜，包先生工休時貪吃了很多，沒過幾天就開始拉稀，接下來便感覺困倦畏寒、頭重腳輕了。

中醫認為，西瓜性大涼，又名為「寒瓜」，素有「天生白虎湯」之稱。西瓜雖有利尿解渴的作用，但並不是所有的人都適合吃，像體虛胃寒、腸胃功能欠佳的人就不宜吃西瓜。另外腎陽虛、腎功能不全的人也不能多吃西瓜，因為這些人的腎臟功能較弱，對身體水液的調節能力不足，短時間內大量生食西瓜，會使體內水分增多而不能及時將代謝廢物排出體外，從而增加心臟負擔，使體內水液積聚。包先生恰好就有這個問題。因為平時不太注意保護身體，包先生本來就有腎虛之證，這幾天又多吃了西瓜這種寒涼之物，加上晚上睡帳篷，吹了冷風，因此一下子就病倒了。

明確後就給包先生開了幾副六味地黃養腎丸，還讓他吃一些牛尾等補腎之物，囑咐包先生回家後，可自己去買隻烏雞，加些枸杞子、紅棗來燉一燉，滋補身體。具體做法是：取烏雞一隻，沙參二十克，當歸頭二十克，黃耆二十克，黨參二十克，紅棗十克，枸杞子十克，薑二片。先將烏雞去除內臟和頭尾，清洗乾淨。然後將上面的藥材洗乾淨，用少量清水浸泡片刻；把烏雞放入鍋中，一次性倒夠足量的水，大火加熱後，撇去浮沫；將藥材和泡發後的清水一起倒入煲中，水開後，轉為小火，燉二小時左右，加鹽調味即可食用。

烏雞性味甘、平，可補肝腎、益氣血。枸杞子味甘、性平，入肝、腎經，可滋補肝腎，益精明目。民間多用烏雞、枸杞子作為滋補佳品。沙參性味甘、涼，清熱養陰；當歸味甘、辛，性溫，歸肝、心、脾經，可補血活血。紅棗味甘、性溫，入脾、胃經，有補血調血作用。黃耆味甘、性微溫，入肺、脾、肝、腎經，可補脾益氣。黨參味甘、微酸，性平，歸脾、肺經，可調補中氣，和脾胃，除煩消渴。諸藥同食，能對包先生的身體起到整體調養作用。

此外，還叮囑包先生，平時應少吃性寒之品，對於大寒之物更需小心謹慎，能不吃就不吃。如果實在要吃，最好佐以蔥、薑、酒等溫熱散寒的東西食用。像包先生這樣體內寒邪較重的人，平時可多吃些韭菜、大蒜等助陽之物，雞蛋滋陰養腎，平時也可多吃。

在此一併奉勸所有的人，為身體健康起見，選擇食物時最好先辨清楚食物的寒、熱性質，再根據自己的體質狀況來選擇食物，這樣便會避免許多因過食寒物而拖累腎陽的不幸之事發生。畢竟對於我們人體內的這盆腎陽之火，只能適當添薪加柴，使之燃得更旺一些，而切切不可往上面澆水，以免加速熄滅。

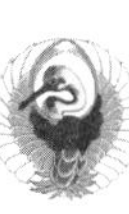

重「補」不會補，等於沒事吃毒藥，傷腎陽

人體的各個臟腑靠腎陽源源不斷的推動而各行使其功能，形成一個循環平衡的系統。隨著年齡的增長，人體的腎陽逐漸衰弱，身體需要進補，但是如果不辨體質，不明情況地盲目進補，會使外邪占據體內，反傷腎陽。

隨著生活水準的提高，人們越來越關注健康，許多人喜歡不時地給自己的身體來點滋補之品。補身體是好事，但如果不遵醫囑，不辨體質，盲目進補，往往容易誤入歧途。俗話說「是藥三分毒」，補藥也是藥，盲目進補等於吃毒藥，反而會傷腎陽，給身體沒事找事。因為腎陽是一身元陽之本，本身對身體臟腑有推動、溫煦作用。隨意進補，不僅於疾病無多大益處，反而會擾亂氣機，阻滯經絡，從而引起氣機紊亂，傷害腎陽。其作用原理，就好像對一盆火加以風吹雨淋，使其無法正常燃燒。

劉先生就是因為補錯，損傷腎陽，導致身體出了毛病而來診治的。劉先生曾有一段時間出現腰膝酸軟、腰痛的情況，到醫院檢查，醫生告訴劉先生是腎虛，給劉先生開了幾副六味地黃丸便讓劉先生回家了。回家後，劉先生吃了藥，因為事情多，也沒把腎虛的情況太當回事，就不再上醫院治療，飲食起居如常。過了一段時間，劉先生腰膝酸痛的症狀減輕了，但他發現自己記憶力下降、思維能力減退、體質減弱。

於是劉先生來問診。劉先生說，最近他的性欲減退、小便餘瀝、夜尿多，頭上還出現了好幾根白頭髮，牙齒也不行了，嚼硬東西時覺得鬆動無力。

其實這些都是腎虛的症狀。根據劉先生的年紀，這應當屬於正常現象，只是需要正確、合理地給身體補一補。但他以前並沒有辨證施補，只是籠統地吃一些六味地黃丸，再加上劉先生平時生活上不太注意，才會出現現在這種情況。

中醫認為，腎藏精，主水、主納氣、主骨髓。腎藏精，包括先天之精和後天之精。腎藏先天之精，主人的生殖發育；後天之精，來自五臟六腑化生之水穀精微。先天之精與後天之精共藏於腎，相互轉化共同供養人的五臟六腑，使各臟腑發揮正常功能。因此，中醫上有「先天養後天，後天養先天」之說。腎主水，腎主持和調節人體的水液代謝；腎主納氣，協助肺完成納清吐濁之功；腎主骨生髓，開竅於耳及二陰，其華在髮，而腦為髓海，人的思維、記憶有賴於腎。腎精就這樣源源不斷地支持身體的各項生命活動，在人體中形成一個循環平衡的系統。

劉先生腰膝酸痛的症狀消失，說明他虛弱的腎陽得到補充，補充腎虛之物就來自服用的六味地黃丸，但這些補充物與劉先生的腎虛所需要補充的營養並不十分相符，因此腎陽虛的根本狀態並未改變，反而在體內形成正邪同在，精濁不分，生命的各項活動依然損耗腎陽：一方面，腎陽受損使各個臟腑的功能下降，後天水穀精微難以充分地補充腎陽；另一方面，邪氣阻滯水穀精微的進入，使更多的邪氣乘虛而入。如此形成惡性循環，使腎陽越來越虛，邪氣越來越盛。

其實，即使是補腎常用的六味地黃丸，也有三補三泄之說。三補指的是地黃、山茱萸、山藥三味藥；三泄指的是茯苓、牡丹皮、澤瀉三味藥，對於病症的治療應該辨證用量。而腎虛本身也分腎陰虛、腎陽虛、腎氣虛，或腎精虧、挾瘀、痰阻、濕熱下注或痰瘀互結等。如此複雜的情況，需要人們在補腎的過程中有科學合理的方法和思路。因此補腎最好確立三個階段：第一階段以瀉為主，清利濕熱，化痰祛瘀，暢通經絡，祛邪扶正，做好受補的準備；第二階段攻補同施，一方面繼續清除體內餘邪，防止邪氣再入，另一方面補充腎精，使腎精充盈，改善各個臟腑生理功能；第三階段，以補為主，稍佐以清瀉，此時邪氣被除，腎虛明顯，因而重在補虛。在整個補腎的過程中，要仔細斟酌，服用那些性質平和的藥物，後期則可補充一些能補益精血的滋補品，以增補腎力。聖人認為，上工不治已病治未病。補腎，應選擇在腎虛的關鍵年齡，辨證、科學用藥，合理調整生活環境、飲食結構，保持心理健康，從根本上改變生活與生命品質。

劉先生年屆四十，《黃帝內經・素問・上古天真論》中指出，男人「五八，腎氣衰，髮墮齒槁」，也就是說，男人到了四十歲，腎氣漸漸衰弱，開始出現脫髮，牙齒失去光澤，變得枯槁乾澀。因此，很多這個年齡的男人有眩暈、耳鳴、腰痛、失眠、健忘、疲倦、性欲減退、尿頻、頭髮白、牙齒鬆動的症狀，這些都是腎虛的表現。此外如果長期營養不良、精神緊張、情緒抑鬱、睡眠不足、疲勞過度、慢性病、房事不節等也會導致腎虛，造成人未老先衰。因此，像劉先生這樣四十歲左右的年齡，應是補腎陽的最好時機，此時腎臟最易受補，進補效果明顯。

聽到這裡，劉先生又提出了疑問：「那日常飲食中，如何通過食療正確有效地補腎陽呢？」其實日常生活中，能補腎陽的食物有很多。

一、芝麻

味甘、性平，可補肝腎、潤五臟。尤其像劉先生這種腰酸腿軟、頭昏耳鳴、髮枯、早年白髮者，以及大便燥結的人，最適宜食用。

二、粟米

又稱穀子，補益腎氣。明代李時珍認為，粟為腎之穀，用粟米煮粥食用有益丹田氣虛的補益。

三、牛骨髓

有潤肺、補腎、益髓的作用，對於腎虛瘦弱、精血虧損者，比較適合。

四、狗肉

味鹹、性溫。中醫認為，鹹入腎，因此狗肉有補中益氣作用，還能溫腎助陽。劉先生腎陽不足而致的腰膝酸弱或冷痛，可食狗肉進補。

五、羊骨

味甘、性溫，可以補腎強筋骨，治腎臟虛冷，腰脊轉動失靈。用羊脊骨一具，捶碎煮爛，空腹食之，對於腎虛勞損、腰膝無力、畏冷、筋骨攣痛的人，滋補效果最為明顯。

此外，干貝，味甘鹹、性平，可補腎滋陰；鱸魚，可補肝腎，益筋骨；桑椹，味甘，性寒，有補肝、益腎、滋陰作用；芡實味甘澀、性平，可益腎固澀，補脾止泄；栗子味甘，性溫，可補脾健胃，補腎壯腰。還有胡桃、豬腎、山藥、枸杞子、冬蟲夏草、海參、蝦類等，都是常見的補腎之品。

根據自己體質的變化情況，以補腎原則為基準，自己選擇一些切實可行的食物，搭配到日常飲食裡進補。但切不可再像以前一樣，不加注意或隨意亂補，這樣反而傷害腎陽，就得不償失了。

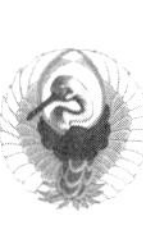

菸酒無度，傷腎陽不留聲

菸、酒皆屬辛熱之物，過度沉溺於菸酒，容易喪志損身，給身心健康帶來巨大的傷害。因為酒的辛辣，傷神耗血；菸草的毒性，灼燒腎陽。菸酒無度，會在不知不覺中侵襲人體健康，悄然無聲地損傷你的腎陽。

有一句俗話說：飯前一杯酒，飯後一支菸，快樂似神仙。不管是在一些應酬場合，還是平時的相聚時候，總有人喜歡把遞菸敬酒當成一種禮尚。

在長沙馬王堆漢墓出土的竹簡中，記載了齊威王與名醫文摯關於酒的對話。齊威王問文摯睡前應該吃什麼食物為好，文摯答以「淳酒」。淳酒指的是釀造工藝良好的酒。文摯認為：「酒者五穀之精氣也，其入中散流，其入理也徹而周……故以為百藥之由。」意即酒是五穀雜糧之精華，人飲後流散到血液，流播周身百脈，不待睡臥人體便可吸收。因此可以借酒行藥，酒可作為百藥之引，所以在我國，酒有「百藥之長」的稱謂。中華文化幾千年的積累，也沉澱了豐厚的酒文化。文人墨客、官場仕子都以飲酒吟詩、邀風賞月作為一件修身養性的風雅事，因此有了「借問酒家何處有，牡童遙指杏花村」的野趣，還有「開軒面場圃，把酒話桑麻」的人情味。「醫」字從酉，酉就是酒的意思，它的象形文字類似一個酒罈，說明酒與醫藥有密切的關係。

適量飲酒可以宣達通暢血脈，舒筋活絡。《本草綱目》記載：「酒能行諸經不止，與附子相同。味之辛者能散，味苦者能下，味甘者居中而緩也。」認為酒對腎的作用與附子相當。中醫五行認為，辛味能結集，苦味上升，甘味發散，而酒能使集者散、升者降、散者居中，因而使血脈宣達通暢，舒筋活絡。此外，酒還可消冷積，禦風寒，避陰濕之邪，解魚腥之氣。生活中，如不慎被雨淋濕，可飲酒解寒。其他如患頭風頭痛、脘腹久痛、腹瀉、四肢酸痛，都可用酒按摩治癒疾病。

酒的作用既有好的一方面，也有壞的一方面。飲酒過度，對身體有害無益。《本草綱目》中認為，酒「少飲則和血行氣，壯神禦寒，消愁遣興，痛飲則傷神耗血，損胃亡精，生痰動火」。還認為，「過飲不節，殺人頃刻……善攝生者宜戒之」。少許飲酒可以和血行氣，壯精神，禦寒邪，消愁緒，而飲酒過多，痛飲無度則傷精神耗精血，損傷脾胃腎精，痰鬱內積生虛火。因此，善於養生的人應戒嗜酒。

說完了酒，現在再說菸。中醫認為，菸草辛溫有毒，屬升陽之物，燒陽而吸能醉人，吸一兩口菸，須張開喉嚨，長吸一口，徐徐咽下，使其直達下焦。隨下行之氣，可以溫肝、脾、腎，能通身溫暖微汗，壯元陽。再隨氣上行，可以溫心肺，因此適當使用菸草，可以祛陰邪寒毒，外除風濕，濡養筋骨，內壯胃氣，促食欲，消宿食，還可止嘔除蟲，解鬱行氣，通達三焦。但長久吸菸，使人面色發黃，傷肺，焦皮毛。菸草有毒，吸菸熏灼臟腑，遊行經絡，壯火散氣，長期過量吸菸，會成癮，致呼吸道疾病。

患者張先生，曾被人稱為「酒海」、「菸缸」，一次能喝高度白酒二斤，令人咋舌。有一次，張先生去參加一個朋友的生日酒宴，喝了兩大杯後，突然面紅耳赤，開始胡言亂語。開始大家都不以為意，還以為張先生故意裝瘋弄傻，幾分鐘不到，張先生倒在酒桌上，大小便失禁，不省人事，大家這才著了慌，七手八腳地把他抬到醫院搶救，過了一天一夜，張先生才慢慢醒過來，撿回了一條命。不僅嗜酒，張先生每天回到家，都要坐在沙發上，抽上一兩支菸，才感到心滿意足。如果哪一天不吸菸，張先生就會哈欠連天，渾身乏力。因為嗜食菸酒，對健康狀況頗為擔心的張先生多次去醫院尋求戒掉嗜菸嗜酒的方法。就在求診的時候，張先生仍然控制不住菸癮，一面說，一面點燃一根香菸吸起來。

張先生一邊過著菸癮，一邊問醫生：「喝酒對身體到底有哪些危害，為什麼我上次會出現那麼危險的情況呢？」

醫生回答道：「酒熱中帶濕，易傷脾胃，偏嗜飲酒，內生濕熱，影響肝膽疏泄，可成酒癖、酒痔。如薑、蒜同飲，易生痔。嗜酒過度，則成酒勞，常見脘腹脹滿、胃納減退、口苦口膩、舌苔厚膩等症。也有飲酒成積者，面目黃，口乾渴，腹脹時嘔痰水或腹痛泄瀉。此外，酒性升陽發散，為米麴之精華，可亂君主神明。飲酒過量，會致神錯，為酒悖。讓人行為失控，發酒瘋。長期過度飲酒，會酒精中毒，發酒癲。就像你上次那種情況，就是因為長期過度飲酒引起的酒精中毒。」

飲酒過度對人體的傷害很大，但如果同時抽菸又喝酒，則會使這種傷害加倍。中醫認為，吸菸傷肺，喝酒傷肝，菸酒無度，久之必定傷腎，會令腎精耗竭，元氣大損。因此中醫固腎保精的祕法之一是要「少嗜」，其中包括嗜菸、嗜酒。《本草綱目》中說：「若夫沉緬失度，醉以為常者，輕者致疾敗行，甚則喪軀殞命，其害可勝言哉。」適當的飲酒可以有保健作用，但「以酒為漿」，像喝茶水一樣飲酒必會使腎陽受損而影響人體健康。現代醫學也證明，喝酒過多會引起股骨頭壞死、結石等慢性疾病。婚育期間，菸、酒對精子影響很大，女性吸菸會增加流產的機會，夫妻雙方都吸菸會影響下一代的智力。

於是醫生給張先生開了一些「戒菸糖」：藿香六十克，魚腥草五十克，地龍、遠志各四十五克，薄荷、甘草各三十克，白人參十五克，水適量，將其加入鍋內，並煮三次，每次二十分鐘，然後用小火熬，當原液出現濃稠狀態時，加入白砂糖二百克、口服葡萄糖粉五十克，繼續熬至呈絲狀不黏手時，停火，趁熱倒入表面塗有食用油的大搪瓷盤中，稍冷將糖分割成若干小塊，經常含服。這種戒菸糖具有補氣扶正、醒腦提神、解毒祛痰的功效，不僅能夠輔助戒菸，而且可改善由於吸菸引起的咳嗽、多痰、口乾、舌燥等症狀。菸癮上來時，便嚼一塊戒菸藥糖。

此外，我國傳統中醫中，還可用貼耳穴的方法戒菸，原理在於通過調節、疏通經絡來消除菸癮，改善臟腑功能，從而幫助患者戒菸。其方法是：用一種名為「王不留行」的藥籽貼緊在耳穴處，每天稍加力按壓數次，每次一至二分鐘，每次貼壓後保持三至七天，一般二個月後，便能起到疏通經絡、減輕因吸菸而致的呼吸道疾病的作用。

至於戒酒的方法，只有自己平時注意加強自我控制，每天小酌一兩口即可，切不可貪杯。

張先生聽我這一番話後，下定決心要把菸酒戒掉，回家後果然堅持認真進行，大半年後，張先生的體質大轉，變得健康了許多。

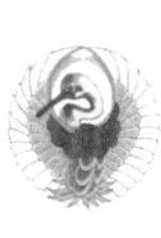

不注意衛生，傷了腎陽就是你的錯

衛生是保證人體中的腎陽正常發揮功能的前提條件。人們在日常生活中，應特別注意保持各方面的衛生，如個人衛生、飲食衛生、穿戴衛生、環境衛生以及心理衛生，現代人還要注意用腦衛生。

體質素來不錯的謝女士最近兩年身體出現了一些反常的現象，頭暈腦沉，四肢乏力，還覺得腰膝酸軟，爬幾步樓梯都覺得吃力。幾番輾轉，謝女士來診，想看看身體到底哪裡出了問題。

雖已到暮春時令，但謝女士仍穿得很厚，有點衣衫不整的樣子，頭髮亂蓬蓬地紮在腦後，滿手的油污。看來謝女士的個人衛生問題實在讓人不放心。

經過仔細的檢查，見謝女士臉色暗黃，聲音澀滯無力，脈搏細微浮滑。張嘴只見她牙齒暗黃，舌苔薄白，看來是身體虛證無疑。而舌苔薄白、齒黃面暗，應因腎陽虛弱而起。綜合下來，謝女士的診斷是：因生活衛生欠佳而使外邪內犯，體內垃圾滋生，影響脾胃功能，久之損及腎陽，導致腎陽虛弱，體內生病。如果謝女士再不加注意，長此下去，必致使腎病加重，甚至累及其他臟腑。

要治體內的腎虛之症，首要的是要注意平時的生活衛生問題，改正不良的生活習慣。像謝女士，就應注意做好個人衛生，同時還要做好心理衛生調理。

我國早在古代《禮記》中關於禮儀的記載有「雞初鳴，灑掃室堂及庭」的記述，說明古人早在殷商時代就已經注重打掃房室，注意環境衛生。另據有關記載，古代的皇室，早在周朝或更早的時候便開始沐浴潔身，宮廷中已經有浴室。唐時，更因為楊貴妃的「華清水滑洗凝脂」，而使沐浴從潔身發展到美容、美膚、養顏的作用。

除了環境及個人衛生外，會傷及腎陽、影響身體健康的衛生問題還有很多。如飲食過量，會使腸胃負擔加重，導致消化不良，增加腎臟的排毒負擔；食用腐爛、發黴的食物，會細菌中毒，生腳瘡；剩飯及有異味的肉類、魚類不能吃，吃了會傷害身體；意外死亡的家禽家畜，不可食用；關於公共衛生問題，我們在公共場合應注意言談舉止有禮，不可大聲喧嘩，不要隨地吐痰；不要與別人共用洗臉巾、漱口杯、水杯等；有些女孩子喜歡和好姐妹換穿衣服，這也是不衛生的，尤其不能換穿內衣褲，以防交叉感染病菌，也會最終累及腎陽。

中醫認為，腎為先天之本，是陰陽水火之宅。脾胃為後天之本，是氣血生化之源。脾胃在腎陽的溫煦、生化與腎陰的濡潤、滋養作用下腐熟水穀，化生氣血津液，成為腎精的物質基礎。如果脾胃發生病變，或腎發生病變，都會相互影響，互為因果關係。如果吃到胃裡面的東西，不合衛生條件，就會加重脾胃消化吸收、腎臟分泌清濁的困難，使體內垃圾橫生，廢物堆積，乃至阻滯氣血運行，使脾胃功能受損，最後損及根本，傷害腎陽。

除了衣、食、住、行各方面的衛生，對於像謝女士這樣的女性朋友來說，還有幾個尤其值得注意的個人衛生問題，那就是經期衛生、更年期衛生。此外，現在的人，不管是學生還是成人，用腦都比較激烈，因此，用腦衛生也是值得引起重視的。

中醫認為，腎臟直接與胞宮相連。腎屬於足少陰經，腎陽氣血受到任脈的調節。任主胞胎，人體中的任脈起於胞中，能調節月經，促進女子的生殖功能。而腎為先天之本，主生殖，它們在生理上互相聯繫，在病理上相互影響。女孩子在來月經時，應該勤洗漱、勤換內衣內褲，保持身體乾爽清潔，如果不注意經期衛生，就會使細菌滋生，侵入體內，循著任脈直接作用於腎，損傷腎臟，損害腎陽。

女性到了四十五歲左右，進入更年期，此時月經停止，身體生理功能發生改變，因此，應注意因為內分泌失調而引起的情緒衛生。中醫認為，惱怒、驚悸、憂傷等情緒問題都會刺激身體臟腑，如果一段時期內任由情緒左右人的心情，也會傷腎傷身。因此，女性到更年期，要注意使身心健康、愉悅，保持樂觀、開朗的心態。

此外，腦為腎之髓，大腦運轉，思考問題，有賴於腎臟主骨生髓的作用，來充養腦髓。因此如果用腦過度，也會損傷腎陽。

謝女士聽後，不由得低下頭，羞紅了臉，她為自己身為一個女性在個人衛生方面做得不合格而覺得慚愧。回家後，便開始注意自己的個人衛生，每天將自己收拾得乾乾淨淨，養成良好的生活習慣。不久之後，謝女士就變得整潔俐落多了，身體也慢慢康復了，看來所謂「世上沒有醜女人，只有懶女人」還真有道理啊。

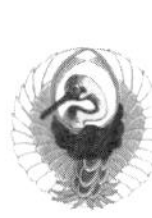

色字頭上一把「刀」，縱欲最是傷腎陽

人體的腎陽，就像「小炷留燈」，節約則細水長流，濫用無度則過早耗盡。目迷五色，放縱欲望，涎溺於感性的情欲，自然消耗精血，勞心傷神，最易傷腎陽。

古代帝王，後宮粉黛佳麗無數，縱情享樂，生活奢侈淫亂，也正因為如此，古代帝王長壽者極少。南宋詩人陸游，曾有「小炷留燈」的養生哲學，他把人的生命比作燃燒的燈芯，認為如果在燈盞內留三根燈芯，燈炷大而光線亮，但只能照明一個夜晚；留兩根則燈炷較大，光線較亮，能照明兩個夜晚；留一根燈芯，燈炷較小，光線昏暗，卻能照明三個夜晚。人的養生之道也是如此，如酗酒縱欲，如大炷留燈，很快使人油盡燈枯。要是穩定情緒、清心節欲，就如小炷留燈，雖不太亮，但可延長照明時間。這個比喻，形象地說明了節欲對於保持身體精氣的重要性。

青先生最近因為感情的事情弄得精疲力竭，心神渙散。原來青先生在一次朋友聚會中被一個漂亮的女孩子迷住了。這個女孩衣袂飛揚，眉清目秀，讓青先生驚為天人，從此她的形象久久留在青先生腦中無法忘記，回到家後，青先生開始朝思暮想。為了追到這個女孩子，青先生又是發 E-mail，又是送玫瑰，又要請姑娘上館子，想著法兒討姑娘的歡心。但是遺憾的是，每次這個姑娘都對他冷若冰霜，青先生總是無法打動姑娘的芳心。更有一次，這個姑娘在大庭廣眾之下，把青先生送的花擲在地上，然後掉頭而去。

幾個月來的「輾轉反側，寤寐思服」，再受此一刺激，青先生終於病倒了，有氣無力地來到醫館以求調理調理。

其實青先生就是被一個「色」字迷了心神。俗話說，「色字頭上一把刀。」這個色包括精神、心靈的欲望，也包括肉體的沉溺。他的這種情況，便是犯了精神上的「色」戒，過分沉浸在思慕的情緒中不能自拔，久之對身體就有了大害。因此當前的調養之道，只需息心寧神，重新建立自信，把注意力轉移到感興趣的事情上。

聽了建議後，青先生回去之後修身養性，通過努力工作、熱情待人來減輕心中對那位姑娘的思念。出乎意料的是，不再一味糾纏的青先生竟然漸漸博得了姑娘的好感，最終成就了一段好姻緣。

可是新的問題也接踵而來，年輕的小夫妻新婚之期，燕語呢喃，感情好得如膠似漆，沒幾天青先生又開始出現了新的健康問題：兩眼發黑、眼袋很大，還腰酸背痛、疲乏無力。於是青先生又踏進了醫館。

青先生身體枯瘦，又從其自述食欲不振、夜冒冷汗、最近好幾天都臥病在床來看，應是患了腎虛之證。中醫認為，精由腎生，腎是元陽之本。人如果縱欲過度，腎中所藏之精消耗過多，會使腎氣虛衰，直接影響人的體質和身體健康。腎精是維持人體生命活動的基本物質，精液中含有大量的鋅元素，它可以構成人體蛋白質，促進性腺分泌，增加血液中性激素水準的作用。縱欲過度，過頻射精，會使體內鋅元素大量丟失。縱欲過度，精虧，可致全身營養失調，體弱多病，而防治性生活過度勞傷的根本方法是要保腎固精，減少縱欲。真所謂「色字頭上一把刀」，縱欲最是傷腎陽。

有一個補腎的食譜——「核桃仁雞丁」，製作方法為：雞胸肉二百五十克，核桃仁一百克，水發香菇十五克，筍乾十五克，火腿十克，雞蛋清一個。先將雞胸肉去筋、切成丁，用雞蛋清、太白粉漿好；將香菇、筍乾、火腿切成小塊待用；用熱油把核桃仁稍炸至金黃色，雞丁滑至七分熟，瀝去油。然後放入香菇、筍乾、火腿及適量清湯。加料酒、精鹽，用太白粉水勾芡；最後淋上雞油，放入核桃仁，翻炒幾下即可盛出佐餐食用。核桃為山核桃仁，味甘、性平，入肺、腎經，可補益肝腎、納氣平喘。而雞肉則可補體內中氣不足。這款「核桃仁雞丁」溫補腎肺、益氣養血，對於青先生的腎陽虛弱、精血虧耗、神疲乏力有很好的治療效果。

同時，回去必須與妻子暫時分房而睡，多吃一些含鋅豐富的食物，如牡蠣、瘦肉、牛肉、黃豆、海產品等，以慢慢恢復身體腎陽。

青先生回家後，經過一段時間的調養，身體慢慢復原了。但青先生的例子卻應引起大家的思索，現在這個社會中，沉溺於聲色享樂、在燈光炫舞中尋找安慰和填充心靈的空虛，成為許多都市人的一種通病。在此奉勸那些縱欲無度的人，不要認為自己年輕、有本錢，而過甚耗費精液。所謂「皓齒娥眉，伐性之斧」，美的東西雖然令人賞心悅目，但「色字頭上一把刀」，縱欲對腎陽的傷害，永遠值得人警惕。

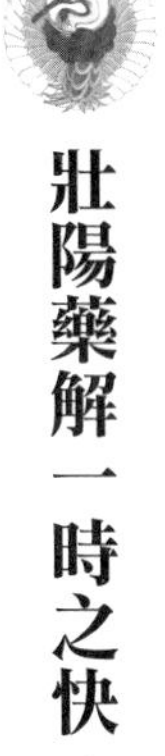

壯陽藥解一時之快，會使你油盡燈枯

壯陽藥，是性熱辛燥之品，只針對某些腎陽虛有治療作用，它雖然有能興奮性功能的作用，但會使體內陽火過盛，耗傷腎陽，因此，壯陽藥可解一時之快，但會使人很快油盡燈枯。

一般人都有過這種經歷，每次在街上走著，總會時不時地有人塞幾張宣傳補腎壯陽的單子，宣稱可以迅速壯陽，效果顯著，服用它既可助性，又不傷人，保證幫助服食者提高性生活次數和品質。這些冠冕堂皇、看似說得頗有道理的廣告，或多或少總會吸引人們去買來試一試。但壯陽藥真的可添一時之快又不傷身嗎？

「食、色，性也。」性欲與食欲一樣，都是人類與生俱來的一種自然本能。夫妻關係中性生活和諧，不僅有益於身心健康，而且可以增進婚姻美滿，保障家庭關係穩定。社會中因性問題而使夫妻離異的例子也不少，因此，為了使家庭更美滿，許多人會想到服用壯陽藥，但卻不知已經誤入歧途。

所謂的壯陽藥，就是指那些能溫補腎陽、補益精髓、強壯筋骨、興奮性功能的中藥，如人參、海馬、肉桂、附子等。中醫認為，這些具有催發性欲作用的壯陽藥，如海馬、蛤蚧、紫河車、淫羊藿、蛇床子等，對於腎陽虛弱、命門火衰引起的腰膝酸冷、疲勞乏力、尿頻遺尿、遺精精冷等有一定的改善和治療作用。身體無病的人濫用補腎壯陽藥，則會使人越吃越亢奮，進而無法熄火，直至油盡燈枯、精竭而死。

中醫的傳統觀點認為，性出於自然，人的性欲應當是自發而有節律的。壯陽藥都是一些性溫熱、剛燥之品，用它們來催發性欲，久之必使體內陽火過盛，耗傷腎陰。腎陰虧乏，虛火妄動，就會出現性亢奮的情況，這並非好事情，而是體內陰陽平衡遭到破壞的病態現象。此時如果再服壯陽藥，必使虛者更虛，引起早洩、遺精、陽痿，重則大耗精血，累及五臟，甚至發展成虛勞重症。因此，服用壯陽藥，看似催性，實則催命。

中醫用藥，講究辨證施治，先尋病因病機，再施以治療。壯陽，通常只是針對溫補腎陽一種症狀，而人因為腎虛引起的病症卻是各種各樣的。如陽痿、遺精、早洩，可能會由於腎陽虛弱、腎精虧損、肝腎陰虛所致，也可能是因為心腎不交、下焦濕熱等不同的病因。一味濫用壯陽藥，好比瞎子點燈，誤打誤撞，難免會出現碰得頭破血流的慘狀。

趙先生原來精神倦怠、食欲不佳、舌質胖淡、脈搏細軟，屬陽氣不足之證。自己買了一些壯陽藥吃了以後，卻出現了頭暈眼花、心悸氣短、四肢無力、失眠多夢的症狀。給趙先生診斷後發現，其實趙先生是因為吃壯陽藥補陽太過，陽奪陰血，使體內的陰陽平衡由偏陽虛到偏陰虛，身體走了兩個極端而引起的。當務之急，是要把腎陽虛的症狀補轉過來，調理好體內陰陽平衡。可使用一些附子、肉桂繼續溫補腎陽，再加一些黨參、黃耆、白朮、當歸、熟地黃、阿膠來治療他因為陰陽失衡而導致的氣血不足之證。

開方時同時告訴趙先生，男子以精為本，女子以血為本。像你這樣注重保養身體是好事，但想要調補身體，也不能擅用壯陽藥。年輕人氣血旺盛，腎氣充足，一般來說沒有服用壯陽藥的必要。人到中年以後，機體由盛轉衰，適當的調養保健是必要的。但更主要的是要適應人體自然規律，適當節欲，而不可一味服用壯陽藥，否則，就會使本來逐漸虧耗的精血更加耗竭，好比烈火中添乾柴，會耗精損壽。尤其是身體發熱、感染疾病時，更不可使用壯陽藥，因為此時病邪正盛，服用壯陽的溫熱藥，正好「助邪為虐」，導致熱證遷延難癒。素體陰虛火旺的人，服用壯陽藥會出鼻血、生內熱，甚至加重病情，導致死亡。

趙先生問，既然壯陽藥對身體有諸多禁忌，那麼，日常生活中，到底哪些食物可代替壯陽藥的功效起到對人體溫補腎陽的作用而對身體沒有副作用呢？

其實生活中的壯陽食物有很多，像韭菜，古稱「壯陽草」、「起陽草」，就具有補腎壯陽的作用。中醫認為，韭菜性辛、溫，入肝、脾、腎經，有溫補腎陽、固精止遺、行氣活血的功效。對於因腎陽不足引起的陽痿、早洩、遺精或小便頻數清長及女子白帶增多、腰膝冷痛等，均有治療效果。此外，韭菜有健胃、提神、促進腸胃蠕動的作用，還可促進排便，因而對於食欲不振、慢性便祕也有較好的治療作用。唐代詩人杜甫還留下「夜雨剪春韭」的佳句，足見韭菜在古人心目中留下的好印象。如果真想壯陽的話，可以做一種「韭子粥」來服食：研細的韭菜子十克，大米一百克，少許細鹽。先將大米淘淨，加適量水煮沸，加入韭菜子、細鹽，煮至粥熟時盛出，服食。每日食用一次，可補腎壯陽、固精止遺、健脾暖胃。

我國古人將初春之韭稱為筵席珍品，而韭菜的做法多種多樣，可烹、可炒、可拌、可湯、可餡，不管哪種烹調方式，韭菜皆為餐桌佳品。像趙先生這樣腎陽虛的人，平時可多吃些韭菜，達到自然補腎壯陽的目的。但需要注意的是，陰虛內熱、有目疾病痛的人不宜食韭菜，已經性功能亢奮的人也不宜食用。

除此之外，像肉桂、肉蓯蓉、黨參、菟絲子、人參、黃耆、山藥、白朮、淫羊藿、補骨脂、紫河車等也都具有補陽作用。還有一款補陽的食譜——「蟲草燉黃雀」，製作方法為：冬蟲夏草六克，黃雀十二隻。黃雀宰殺，去掉毛和內臟，清洗乾淨後，切塊。將蟲草用溫水清洗淨，與黃雀同置入沙鍋，加入生薑二片，食鹽少許，加入清水，用文火燉煮至雀肉爛熟即可。蟲草和雀肉一併服食。冬蟲夏草含有多種身體需要的營養物質，性甘溫，味香，入肺、腎經，可保肺氣、實腠理、補益腎精。這款食譜可補腎助陽，填精益髓，對於年老腎陽虛衰、身體衰弱有補益作用。但需注意，有體表之邪的人應慎食冬蟲夏草。

第七章

經絡通，腎陽升，長壽真訣就在你身藏的「大藥田」中

中醫認為經絡是運行氣血、聯繫臟腑和體表及全身各部的通道，經絡暢通，人體氣血運行才不會受阻，健康才能得到保障。每一個穴位都是靈丹妙藥。因此也有人說：「命要活得長，全靠經絡養。」經常按摩與腎相關的穴位，不僅能疏通經絡，更能溫補腎陽。

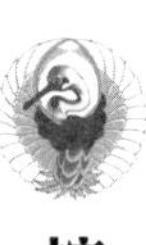

按摩天樞和內庭，強腎陽，將臉上的痘痘一掃而光

按摩天樞穴可疏調腸腑、理氣行滯、消食、疏通腸胃通道；按摩內庭穴可降胃火。經常按摩這兩處穴位，可疏通各臟腑之間的聯繫，使腎陽氣血運行通暢，痘痘自然無法再來光顧。

中醫認為，心與小腸互為表裡，心陽之氣下降於小腸，使小腸及時疏通食物，取其精華，棄其糟粕，因而清者上升，濁者下降，維持新陳代謝正常。按摩天樞穴可以刺激腸道，起到這樣的作用；脾與胃經脈互相聯繫，互為表裡，二者都是消化食物的主要臟腑。胃主受納，脾主運化，脾胃共同完成對水穀精微的消化吸收和對營養物質的運輸。按摩內庭穴能收心火，抑制食欲，減少脾胃的消化負擔。

在中醫的五行中，心為陽臟，居上焦，屬火。腎位於下焦，為陰臟，主水。心與腎陰陽相交，形成水火互濟的關係。在上焦的心火下行，資助腎陽，溫暖腎水，使腎水不寒。在下焦的腎水上行至心，資助心陰，涵養心陽，使心火不亢，從而維持心、腎以及全身的水火陰陽平衡。心與腎之間任意一個功能欠缺或過盛，都會破壞二者之間陰陽水火平衡，出現「心腎不交」的情況。中醫認為，脾主運化水液，為水液代謝的樞紐。腎主水液，腎陽的氣化作用貫穿在水液代謝的始終，脾腎之間協同作用完成人體的水液代謝功能。如果脾腎功能失調，就會導致水液代謝障礙，出現便祕、腹瀉或者長痘痘等症狀，因此，中醫通過調補腎陽來治療痘痘，常常能達到意想不到的效果。

小雅的例子就是這樣的。那天小雅來就診，講述了上個星期天她的一段「海邊奇遇」。上個星期天，小雅和女伴一起去北戴河玩。陽光暖暖地曬著，海面上波光粼粼，小雅覺得很舒服，於是挽起褲腿，光著腳丫，開始在沙灘上走著，不知不覺，這些天來一直盤旋在小雅腦中的煩悶事被拋開了。就在這時，小雅感覺腳下細軟的沙子裡似乎有什麼東西硌了一下腳指頭，就在左腳足背的第二、三趾的縫紋間端，這種感覺很特別，像是有什麼東西填塞住這些天來有點空蕩的心一樣，一下子變得充實了，並且還有點癢癢的，很舒服。小雅停住腳步，把腳趾又往上面撐一撐，歡愉的感覺開始向全身泛開。小雅把腳趾移開，在旁邊的沙子上用腳趾使勁抓了抓，感覺不是很明顯，於是低下頭，想檢查一下腳趾碰到的帶給她的這種感覺的到底是什麼東西。小雅看到了一粒扁圓的小鵝卵石，橫隔在她的兩個腳趾之間。

小雅很喜歡那種歡愉的感覺，撿了幾粒小鵝卵石帶回家。接下來幾天裡，每次睡前泡腳時，小雅都會將小鵝卵石放入木盆裡，體驗星期天那種奇異的感覺。不知是不是因為在海邊玩過的緣故，她覺得後來的幾天心情都很舒暢，打量鏡中的自己時，發現臉上的痘痘竟然奇蹟般地少了兩顆。小雅心裡一直對這粒奇怪的鵝卵石放不下，於是把它帶來，希望能為她解開其中的奧祕。

在看了小雅像捧寶一樣捧出來的這塊石子後令人不禁想哈哈大笑，「不是這顆石子有珍珠、瑪瑙那樣的對人體的特異功能，這只是一顆普通的石子，它的作用，用一根同樣大小的圓鈍的木頭也可以代替，其實就好比是按摩棒。你覺得舒服，是因為它恰巧按摩到了裡內庭穴。裡內庭穴在足背第二、三趾縫間，位置非常隱蔽，因而稱為『內庭』，平時用圓鈍的木頭按摩刺激這個穴位，可以幫助身體降虛火。你臉上長痘痘，就是因為

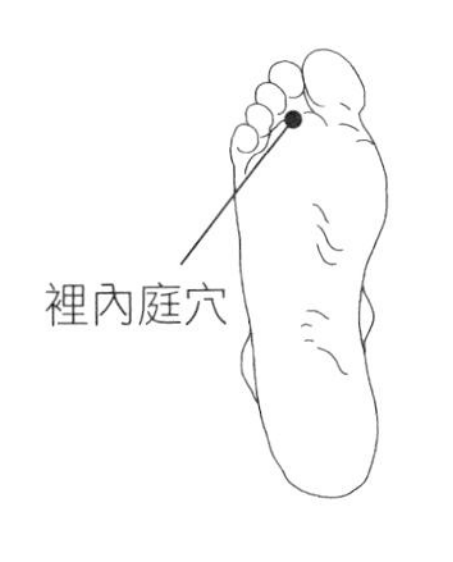

圖五　裡內庭穴

脾、腎虛火旺，水液代謝不平衡造成的。你說這幾天你的臉上少了兩顆痘痘，是因為火降下來一些的緣故。還有，你這兩天是不是覺得食欲不那麼強烈，不再暴飲暴食了？」

天樞穴屬於足陽明胃經，在隔肚臍左右兩邊各二寸的位置。有些消化不良的患者來我這看病時，作為最快捷的治療方式，通常我會按按患者肚臍兩旁的這兩個穴位。因為天樞穴的位置剛好對應臟腑裡的腸道，所以點揉天樞穴可以增加腸道蠕動，加快對水穀物質的新陳代謝，從而疏導胃腸通道。使心火不再鬱滯，可以下行資助腎陽，對腎陽虛也起到治療作用。

小雅皺著眉頭回憶，點頭稱是，的確這兩天覺得身輕體健，不再老想著往肚子裡填東西了，難道也是無意之中按摩這個穴位的緣故嗎？我於是告訴小雅，要想除去臉上的痘痘，其實方法有很多，按摩天樞穴也是一個很好的選擇。

躺下，先將兩手掌平放在腹中部位置，使左右兩手的中指正對著肚臍，雙手用力，按順時針方向揉動，幾分鐘後，待小雅腹內有熱感時停止按摩。我讓小雅坐起稍作休息後繼續按摩，並告訴她回去後可如法操作，自己按摩天樞穴。大概過了半個多小時小雅站起來說有要大便的意思。跑到廁所裡，排出了許多天來的宿便後，小雅滿

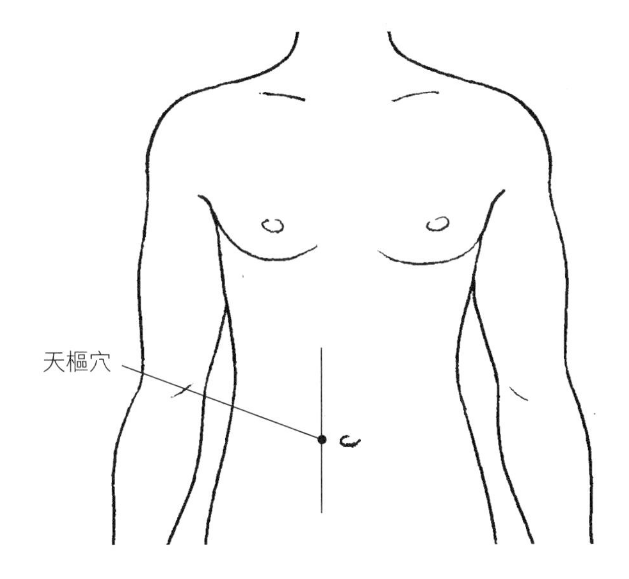

圖六　天樞穴

臉輕鬆地出來了。

還可服金匱腎氣丸，同時，可多吃點黑芝麻、海帶等祛火強腎固精的食物。此外，沒事時用黃瓜片敷面也能解毒，可以從外部祛痘。

十多天後再見小雅時，果然風采與以前不同，不僅臉上的痘痘全不見了，並且整個人容光煥發、神清氣爽。

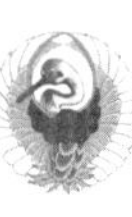

太溪穴與湧泉穴配合按揉，修復先天之本，是固腎陽奇方

太溪穴為足少陰腎經上的起始穴位，腎臟元氣居住之處。腎為先天之本，按揉太溪穴，可將氣血歸匯於腳底的湧泉穴，使腎陽根基牢固，達到修復人體先天之本，固腎強體的目的。

太溪穴，太，大也；溪，溪流也。太溪穴位於足內側，內踝後方與腳跟骨筋腱之間的凹陷處，因為腎經水液在此形成較大的溪水而得名。太溪穴是足少陰腎經的起始穴位，腎臟元氣居住之處。因此，太溪穴有滋腎陰、補腎氣、壯腎陽、理胞宮的功能。凡是由腎虛引起的如腰痛、腰酸、頭暈、耳鳴、脫髮、牙鬆齒落、哮喘、習慣性流產等，都可通過刺激腎經上的太溪穴產生療效。

《經穴解》中寫道：「穴名太溪者，腎為人身之水，自湧泉發源，尚未見動之形，溜於然谷，亦未見動之形，至此而有動脈可見。溪乃水流之處，有動脈則水之形見，故曰太溪。溪者，水之見也；太者，言其淵不測也。」意思是人體的腎陽真氣在湧泉穴處向體內發源蒸騰，經過然谷穴，但在這兩處穴位都還見不到有形的物質，到了太溪穴才像水流動一樣可觸、可感，並且這個穴位蓄積的水流之勢如一汪深潭深不可測。腎為水臟，人體的腎氣在湧泉穴蓄藏，腎經的地部經水在然谷穴大量氣化水濕，到太溪穴匯集成小溪源源不斷之勢。因此，按揉刺激太溪穴，可以調動全身的氣血，激發腎經的原動力。打個比方，如果把腎陽比作一個能量發動機的話，太溪穴便是點燃這個發動機的導火線。

中醫認為，腎為先天之本，而太溪穴是腎經上的首穴，是腎經的原絡穴，人體腎陽匯聚的一個重要之地。如果說足三里穴是人體的後天大補穴的話，太溪穴就是人體的先天大補穴。因此，我國歷代醫家把按揉太溪穴當成修復先天之本、固腎陽、治百病的奇方。醫生給重症病人診病時，如果病人太溪穴處尚有脈動，說明腎氣未竭，還可回陽救逆。而如果病人太溪穴處脈息靜止，則說明體內陰寒積聚，醫生也只能擺擺手、搖搖頭，表示無能為力了；體質寒涼的人，常灸太溪穴，可讓艾條溫暖的生機注入身體，使體內的冰寒之水轉化為春水的涓涓細流；女性常按壓太溪穴，有滋陰、養顏作用，對女性的月經不調、手腳冰冷、不孕也具有神奇的療效。

一位從國外回來的張先生，因為患嚴重靜脈炎，到許多醫院治療都不見好轉，後專程前來。張先生的病情：四肢腫脹，沉重脹痛，伴腰酸畏寒，疲乏無力。舌質淡胖，苔薄白，脈沉細。

經診斷，張先生應為體內水濕瘀血阻滯，損傷陽氣，使氣不化水，因而四肢腫脹、沉痛，久病脾腎受損，腎陽虧虛，不能溫煦四肢，因此腰酸畏寒，疲乏無力。脾虛運化失衡，因而不思飲食；此外，舌質淡白、苔薄白皆為脾腎陽虛之象。

張先生的靜脈炎之症，因瘀血閉阻脈絡、氣血回流受阻而引起，因此當務之急是想辦法把受阻的氣血引歸到湧泉穴上，以便人體加以正常利用。而太溪穴是腎經的原絡穴位、腎臟

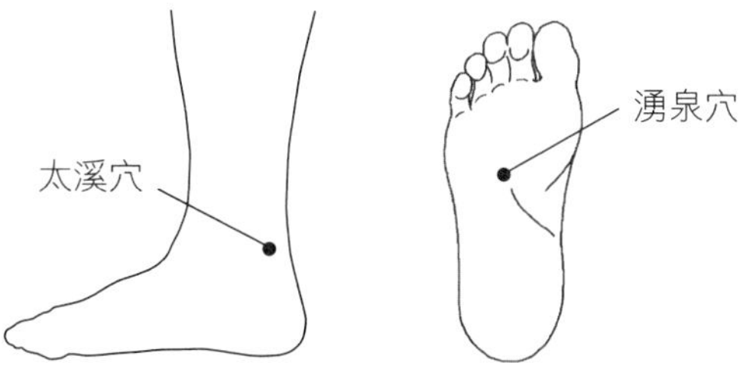

圖七　太溪穴、湧泉穴

的元陽匯集之處，按揉此處，可固陽強腎，達到疏通氣血、舒經通絡的目的。

請張先生仰臥在床上，全身放鬆，將襪子褪至足跟部。在其太溪穴上輕按一下，立即凹陷了下去，這說明張先生體內很虛。正常情況下，按壓此處會有疼痛感，張先生一點反應都沒有，證明張先生體內腎陽不足，身體虛弱。繼續在穴位處按上下、左右、順逆時針的方向按揉。大概十分鐘後，張先生開始感到按的地方有酸、痛、脹感。請張先生下床走動走動，張先生的雙腿已能靈活自如地活動，疼痛感也明顯減輕了。

張先生驚訝地詢問施了什麼神奇手法。於是我就告訴他，開始給他按揉的時候，他沒有感覺，是因為身體正在通過太溪穴吸收能量，當能量補充得差不多了，腎臟腎陽充盈，再按就會有感覺；氣血經按揉太溪穴得到調理、通暢則四肢能自如活動。

還有一個婦女因為患腎炎，排不出尿來。告訴她多按揉太溪穴。結果過了幾個月後，這個婦女說排尿變通暢了，去醫院一查，尿蛋白明顯減少，後來腎炎竟然慢慢康復了。其他像婦女痛經、宮寒不孕、咽喉腫痛、厭食、老年性癡呆等，都有通過按揉太溪穴得到治療的。

按揉太溪穴時，視病人不同的體質而可能有不同的反應。有的病人按太溪穴會有酸、痛感，體質比較虛弱的人按揉時可能一點反應都沒有，並且一按就凹陷下。按揉時要求不痛的要把它揉痛，痛的要把它揉得不痛，其目的無非是為順著太溪穴把腎經的氣血調理通暢，把氣血歸引到腳底的湧泉穴，在湧泉穴儲藏，以達到固腎陽、強體格的目的。

除了按揉外，也可用針刺的方法來刺激太溪穴。施針時用一．五寸毫針垂直刺入太溪穴約一寸深，有酸、脹、麻等感覺時，用拇指向前、食指向後同時微微向下按壓針身，以小於九十度的幅度撚轉，頻率大於一百八十次／分。一般留針三十分鐘為宜。留針過程中病者可意念施針處，每十分鐘行針一次，讓針感向足內跟、內踝或脛骨內側放散。需要注意的是，施針有風險，應在專業醫師的幫助下操作或由專業醫師操作。

常打太極拳，守護你的腎陽

打太極拳時，要求精神集中、專一，「中氣貫於心腎之中，上通頭頂，下達會陰」，始終強調維護一身元陽。因此，常打太極拳，有助加強腎的藏精、保精功能，可以好好守護腎陽。

很快到了春暖花開的季節，樓下社區裡開始有很多老頭、老太太們，迎著晨風練習太極拳，一招一式都打得很認真。看到這裡，可能很多人都以為太極拳是老年人練的拳術，其實，太極拳是一項適合各種年齡層次的人練習的運動，不僅是老年人可以打，年輕人也可以。打太極拳對人體的健身作用，很大一個方面體現在對於腎有好處，常打太極拳，可以好好守護腎陽，讓你意沉丹田，穩健而有朝氣。

紅女士就有通過打太極拳改善體質的經驗。紅女士看起來瘦弱、嬌小，平時沒有什麼大病，但就是有一點，經常頭暈、眼花，精神狀態不太好，容易悲觀、生氣，腎也有點不好，經常頭暈乏力、精神不振、畏寒怕風。紅女士來時，主要是為了治腎病的，因她平時常覺得腰部酸痛，且以前有過腎病史。

紅女士的脈息還算平穩，但氣血不足，氣機有些紊亂，因為腎不好，導致脾胃功能也不太強。問她平時喜不喜歡運動，紅女士說平時不太運動。就告訴她這主要是平時運動過少、體質弱而造成的。本來因為有過腎病，腎陽不足，腎氣虛，再缺少鍛煉，更容易使腎功能減弱，平時多運動、多鍛煉，體質就會慢慢改善。因此可以練練太極拳。

大家都知道，腎藏精、主水，藏納陰陽之氣。人的腎功能健全，則陰陽氣血協調平衡；腎功能受損，那麼元陽、元陰同樣受到損害。中醫認為，人是秉陰陽之氣而降生的，人體的元陽、元陰是維持人體生長、發育、生殖的生命之源。練習太極拳，對氣的涵養、修煉，其實就是對腎陽和腎氣的吐納修煉。

打太極拳鍛煉的核心是「練氣」，通過太極拳的一招一式，使人體的衛外之氣內化、強化，來調和陰陽之氣的平衡，使腎氣充足，體質健旺。人們在打太極拳套路的過程中，會慢慢感覺到一股溫熱在體內流動。這是因為在打拳的過程中，人們氣守丹田，專注貫一，可使心氣充盈，心愈靜，體愈鬆，則內氣轉化、表現得愈明顯，內氣轉化越充分，越有益於腎陽的補充和維護。在練習太極拳的拳法過程中，運用腹式呼吸，可以引氣下行，使腎氣積聚，人的重心穩固、步法穩健、身手敏捷，越打越流暢。

說著，擺開架式，把一套太極拳招式從頭到尾演練一次。一套演練完後神定氣閒地收招，這讓紅女士驚訝這麼一套動作做下來竟然看起來輕鬆自如。

其實剛練的時候，也不能如此流暢，全因為每天打太極拳，把體質給練好了。打太極拳對腎的好處，就在於太極拳的基本原理講求「精神內守」，套路招式「以腰為軸心」，動作圍繞腰、腎展開，練太極拳就等於練習腰的柔韌性，守護、積聚腎陽，腎陽足了，腎好了，體質不就好了嗎？

具體說來，練習太極拳時，動作要輕柔緩慢，就像「老牛拉車」一樣，讓動作和身體慢慢磨合。一招一式之間，吐氣納氣之隙，抱樸守拙，靜心內守，對於腎陽的維護是很有好處的。當然初練太極拳的人，可能會有筋骨僵硬、勁力笨拙、反應遲鈍之感，這些都只是暫時現象，隨著打太極拳時間的增加，招式會越來越圓熟，身形也會輕靈、圓活。打太極拳時，要遵循「蓄勁吸氣，發勁呼氣」的呼吸原則。在做像「抱球式」這樣的過渡動作時，保持呼吸和緩、自然，以調和肺氣，使氣自然順暢，經絡通暢，拳架的內氣充盈飽滿，表現出雄健渾厚的氣勢。

太極拳的種類有很多，主要有陳式、楊式、吳式、孫式、武式五大派系，其中楊、吳、孫、武四式太極拳以「慢、柔、緩」見長，適用於像紅女士這樣身體底子素弱和沒有武術功底的人及中老年人練習。

聽完，紅女士有些遲疑地問：「老師，你講得很好，可是練習太極拳太慢了。而且現在生活壓力很大，工作很忙，很難靜下心來堅持打太極拳。」紅女士這一問題其實也是大多數人困惑的問題。

從傳統上說，練習太極拳需要一個清幽的環境，一段悠閒的時間，但畢竟時代不同了，像紅女士這樣生活壓力大、工作忙的人士是不是就沒辦法練太極拳了呢？當然不是的。現在的年輕人練習太極拳，完全不必拘泥於傳統形式，可以大膽採用多種方法，如編排成太極操、添加一些音樂的元素，使練習時更輕鬆；打太極拳的地點可以不局限在戶外，把它搬到健身房裡，搬到院子裡，變成隨時隨地都可以練習也很不錯。這樣做並非摒棄太極拳的要義，而是先通過淺顯易懂的方式將人們引入太極之門，然後再循序漸進地練習，最後領悟太極拳的真諦。在練習的過程中，對身體的鍛煉也將是潛移默化的。

聽這樣一說後，紅女士終於放下了心中的疑慮。於是囑咐紅女士回去後，自己買一些太極拳法的書來看，再慢慢揣摩，常練常打，維護腎陽。紅女士回去後便加入了樓下社區居民們的晨練隊伍，這一練就是大半年，再次見到紅女士時，人精神多了。

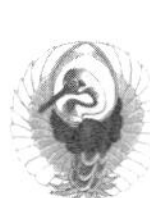

常撫腰，增補腎陽的簡易大法

腎臟有喜溫惡寒之性，常撫腰，按摩腰眼處、腎俞穴，都能刺激腎經，溫煦腎陽，暢達氣血，使人中氣十足。因此閒時常撫腰是增補腎陽的一個簡易大法。

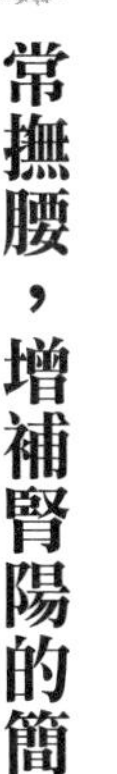

在金庸的小說《天龍八部》中，曾有一段文字描寫楊過「氣凝丹田，左手撫腰，仰首縱聲長嘯」。撫者，用手按住腰部也，類似我們做按摩腰部的動作。楊過一聲長嘯，還要借助腰的力量，其原因是因為腰為腎之府，而一身元陽之氣來於腎。

其實，不僅是楊過這樣的長嘯一聲，我們平時說話、唱歌都要借助腎陽提供的元氣，才能中氣十足。腎虛的人說話中氣不足，聲音虛弱，而腎陽足的人則說話聲音洪亮、中氣十足。我國的一些老中醫也常把撫腰當做增補腎陽的一個簡易大法。

老張畏寒怕冷的毛病就是通過撫腰的方法得以治癒的。老張今年五十多歲了，雖然平時較少有頭痛腦熱的毛病，但常常畏寒怕冷、手腳冰涼，尤其在冬天的時候，老張幾乎從不出門，只待在有暖氣的房子裡。老張還有一個毛病就是晚上睡覺的時候容易盜汗，一覺睡醒後一身都是汗。

去年冬天老張來診。當時老張整個人冷得縮成一團，人也很委靡，面色發白，舌苔薄白，且兩目無神，頭髮一根根白了。跟老張說話要用好大的聲音，他才聽明白。他這是腎虛的表現。本來人上了年紀，腎陽衰退，這原也正常。但估計老張平時身體底子比較差，因此過早腎衰，才導致這些情況。

中醫認為，腎主骨生髓，掌管人體生長發育，開竅於耳及二陰，其華在髮。也就是說，腎的功能與骨髓、耳朵、生殖功能、頭髮的光澤、疏密度等，彼此都有聯繫。這些組織器官是一個整體，它們發生問題，都與腎臟的功能減退有關。因此中老年朋友的耳鳴、盜汗、大便溏泄和拉肚子等由於腎虛而引起的毛病，通過撫腰可以使症狀改善。

撫腰的一種方法是按摩腰眼穴，能達到溫煦腎陽、暢達氣血的目的。腰為腎之府，腰眼穴，顧名思義，是腎在腰部的眼睛，腎開在腰部位置的窗戶，可見對腎有至關重要的作用。腰眼穴位居帶脈，常撫腰、搓腰眼，不僅可以疏通帶脈和強壯腰脊，還能使耳聰目明、固精益腎、延年益壽。中老年人常撫腰，可保持腰背挺直，防治風寒引起的腰痛。

每天清晨起床後，直立且雙腳分開如肩寬，兩手撫腰。具體方法為：兩手對搓發熱，緊按在腰眼部位，稍停片刻，用力向下搓到尾閭部的長強穴，每次做五十至一百遍；再兩手輕握拳，用拳眼或拳背旋轉按摩腰眼處，每次按摩時間為五分鐘左右；或兩手握拳，輕叩腰眼處，或用手捏抓腰眼部，每次做三至五分鐘。中醫認為，腎屬陰臟，主水，腎有喜溫惡寒的特性。因此，常按摩腰眼處至發熱，可以溫煦腎陽、暢達氣血。

撫腰的方法其實不只這一種，還可以在晚上臨睡前按摩腎俞穴，效果也很不錯。腎俞穴位於第二腰椎棘突旁開一．五寸（二橫指寬）處，屬於足太陽膀胱經。腎臟的水濕寒氣由腎俞穴外輸膀胱經，因此可以外散腎臟之熱，按摩腎俞穴具有治療腰痛、腎臟病、高血壓、低血壓等作用。腎俞穴的按摩方法為：晚上入睡前，端坐床上，兩手握拳，用食指指掌指關節突起部位放在兩側腎俞穴上，按順時針方向按揉九次，再逆時針方向按揉九次，如此連按三十六次，感覺通體舒服為止。按時把意念貫注於腎俞穴，每天按揉此穴，有滋陰壯陽、補腎健腰的作用。

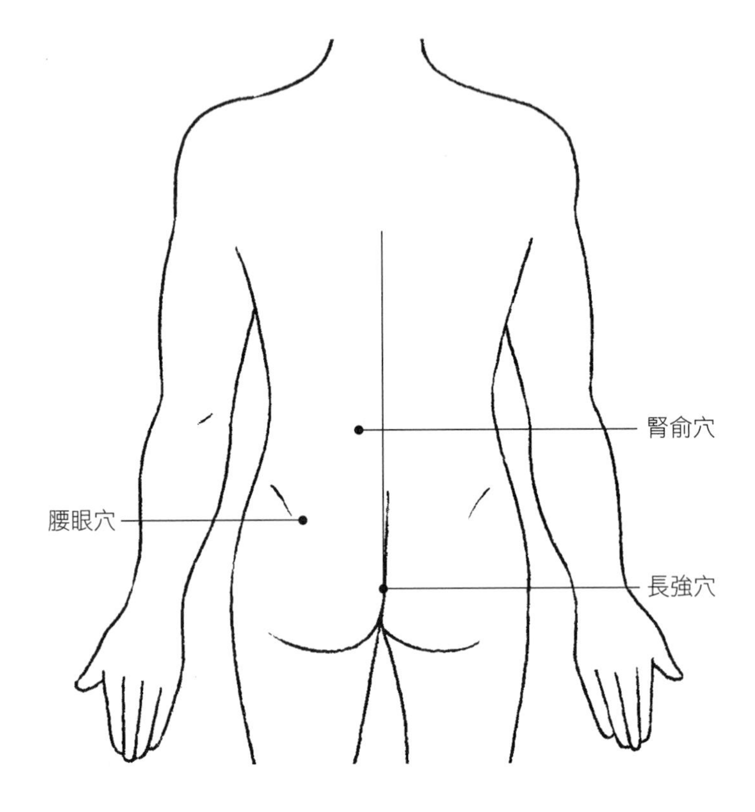

圖八　腰眼穴、長強穴、腎俞穴

腎俞穴為腎臟輸出寒濕水氣的地方。中醫認為，「腎與膀胱相表裡」，膀胱屬於足太陽膀胱經，而腎屬於足少陰腎經，腎和膀胱是表裡的關係，膀胱的排毒功能通過腎陽的「氣化」作用實現。常撫腰，摩腎俞，不但能強腎、固元、調理氣機，還可以驅散體內積聚的濕寒之氣，使之隨尿液排出體外，像老張這樣的畏寒怕冷、盜汗的情況也能得到改善。此外，腰眼穴、腎俞穴都處於人的腰身位置，因此常撫腰可以讓人中氣十足。

除了撫腰保健外，也可適當運用一些藥物調治，如可服用四物湯。其中川芎性辛溫，利肝膽，可以行氣活血、鎮定安神、祛風濕止痛；白芍性味酸苦、微寒，有滋陰養血、舒肝健脾之藥效；而熟地黃性甘、溫，利心、肝、腎，有補血滋陰、補精益髓之功；當歸性甘、辛、溫，歸心、肝、脾經，可以陰補陽。老張的腎陽虛為陽傷，但腎陽損傷對陰津的損耗也會比較大，因此這四物湯裡的當歸、川芎、白芍雖然為女性用藥比較多，但對老張這樣體虛的人，可以達到溫和的藥療效果。四物湯為補血調血的良藥，像老張這樣比較嚴重的氣血兩虛之證，一方面通過撫腰調理氣機，另一方面用四物湯補血益精，二者配合，可達到氣血兩補的效果。

老張回去以後，一晃眼再見時已經到了第二年初春時節，早春時節還很寒冷，老張已經早早地脫掉了羽絨衣，只穿兩件毛線褂子，可是面色紅潤、手腳暖和。看來暖春已經提前眷顧老張了。

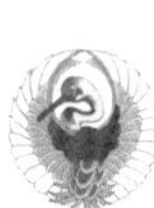

常灸關元、足三里，古今長壽者養腎陽的偏方

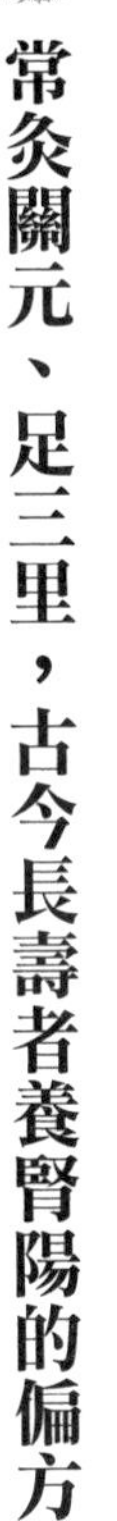

關元穴可補氣血、強腎陽，培元固本，是人體四大保健要穴之一；三里穴能調和氣血、補虛強壯，人體的很多臟腑功能都屬於足三里的治療範圍。

前不久，接到一個患者小劉的電話來診，他說自己總是覺得神疲乏力，腰部以下發涼，夜尿頻繁，還出現陽事不舉的情況，問有什麼見效快又沒有副作用的好方法。

第二天小劉來了，他看起來面赤唇焦，並說身體發熱、心裡煩躁不安，還說自己平時不太喜歡喝水，常常覺得腳冷。經診脈，發現小劉的脈浮、大、數，重按之下緩而無力，應是陽虛症狀。從小劉體熱、煩躁這些情況來看，說明身體虛熱；不喜喝水、腳冷因為體內濕寒較重，乃腎陽虛衰、元陽外脫之證。在人體中，腎居三焦以下，主管水液，司二便，腎的開闔功能失調，則二便無度，出現夜尿頻繁的情況。腎又為元陽之本，腎陽虛則宗筋無以力振，故而陽事不舉；因為感受風寒，體內寒氣過重，真陽受損。濕者瀦沉，陽氣上浮，鳩占鵲巢，陽氣被迫浮於體表，出現身熱心煩，就是我們平常說的虛火旺盛。脈浮、大、數正是氣血虛脫、脈沉無力的表現。

根據以上情況，決定用艾灸關元和足三里兩個穴位的辦法來幫助小劉激發身體陽氣，以提神回陽、祛邪去濕。也許有人會問，這兩個穴位對人體有什麼好處？能治好小劉的腎陽虛症狀嗎？

所謂「關元」者，將人體元氣關於體內，使不洩漏之意也。我國古人認為關元穴為「男子藏精，女子蓄血」之處，是人體元氣匯集、生發之處，因此也是全身的強壯之穴。

據《扁鵲心書》中記載：每夏秋之交，即灼關元千壯（用拇指、食指、中指三指將艾絨捏成的錐形艾團，稱為艾炷。小的如麥粒大小，稱小炷；中等如半截棗核大小，稱中炷；大者如半截橄欖大小，稱為大炷。搓時可邊捏邊旋，務必搓緊。施灸時，每燒盡一個艾炷為一壯。）久久不畏寒暑。人至三十，可三年一灸臍下三百壯；五十，可二年一灸臍下三百壯；六十，可一年一灸臍下三百壯，令人長生不老。就是說每到夏秋季節交換時，艾灸關元穴，可使人不怕冷畏熱。三十歲後，每隔三年在臍

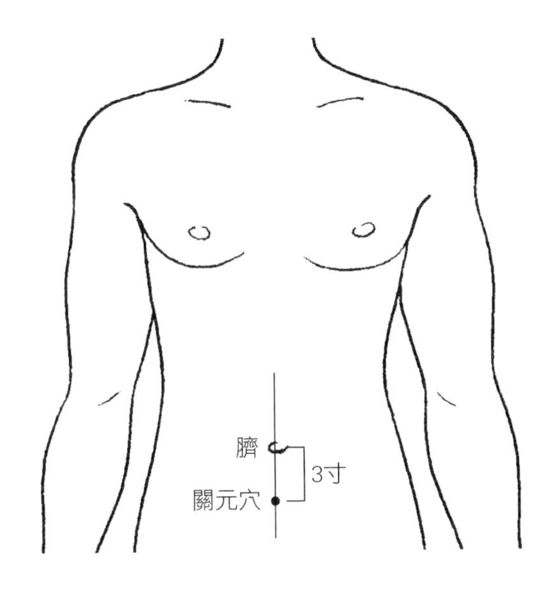

圖九　關元穴

下（關元穴）處艾灸三百壯；五十歲後，每隔二年艾灸臍下（關元穴）三百壯；六十歲後，每隔一年在臍下（關元穴）處艾灸三百壯，可令人健康長壽，長生不老。而男子到四十歲左右，腎陽由鼎盛轉弱，身體機能開始走向衰退；女子三十五歲以後腎氣開始衰弱。按摩關元穴，可使身體正氣充足，腎陽不虧。可見，古人將艾灸關元穴視為強腎壯陽、長壽之偏方，頗為倚重。

接著，請小劉仰臥，在身體正中線、從肚臍向下量出四指寬距離的地方，即為關元穴。關元穴屬任脈，繫於胞宮和精，可採用艾條溫和灸或艾炷隔薑灸法培補真元而化生精血。艾灸關元穴，後腰兩腎部位會有明顯發熱感，會感到有熱氣自關元穴斜向兩側上方，像冬天太陽的溫暖，可以培補元氣、補腎陽、暖下元，對白帶病、痛經等各種婦科病症，及陽痿、早洩、前列腺疾病等男科病症都有治療作用。關元穴也是任脈穴位、關元（小腸募穴）和三陰（足太陰脾經、足厥陰肝經、足少陰腎經）的交會穴，因此還有溫通經絡、理氣和血、補虛益損的作用。

將艾條的一端點燃，對準小劉的關元穴熏烤。艾條保持距皮膚二至三公分的位置，使小劉感到局部有溫熱感而不灼痛，二十分鐘後，局部皮膚產生紅暈時移走艾條。

艾灸穴位時則需注意，用小指和中指置於施灸部位的兩側感知施灸部位的溫度，艾條溫度可稍高一點，但以不燒傷皮膚為原則。如此堅持二至三個月，可改善胃腸功能，使人精神煥發、精力充沛。

艾灸完後，小劉說感覺渾身很舒服，好像有一股溫熱的真氣自丹田處在體內慢慢升騰。告訴他：「關元穴是人體四大保健要穴之一，艾灸關元穴，其功效就好像給你吃了一劑十全大補丸一樣，可正本扶元、祛濕扶陽、化血生精，是治療你這個病的主穴。但補穴就像吃飯，不能光吃飯不吃菜一樣，還需要配合其他穴位一起施治，因此，配合艾灸足三里穴治療效果會更好。」

找足三里穴的方法是分別用自己的右手食指的第二關節在左腿上，左手食指的第二關節在右腿上沿脛骨往上移，在有突出斜面骨頭阻擋的地方停住，小指處即為足三里穴。該穴位在小腿前外側，外膝眼下三寸（將食指、中指、無名指、小指四指併攏，以中指中節橫紋為標準的四指寬度），距小腿前正中的腿骨（脛骨）前緣一橫指寬處。

足三里穴是足陽明胃經合穴，能健脾胃而化生、調和氣血，具有補虛強壯的特殊功能。其實，足三里穴的治療範圍很廣，對於耳鳴、腰酸、膝腫、胃痛、腹脹、五勞羸瘦都有治療作用。民間有俗語言：「若要身體安，三里常不乾」、「常灸足三里，勝吃老母雞」，可見足三里穴是人體的一個營養穴位。

小劉因為腎陽不足而致脾腎虛弱、水穀精微不化、神疲乏力，用艾灸關元穴配合足三里穴，一主一次，點、面結合，既有針對性，又扶助補虛、治療全面。

足三里穴可用針刺、按摩或艾灸等方法，其中以按摩、艾灸法比較常用。艾灸法則有溫和灸、迴旋灸、雀啄灸法。

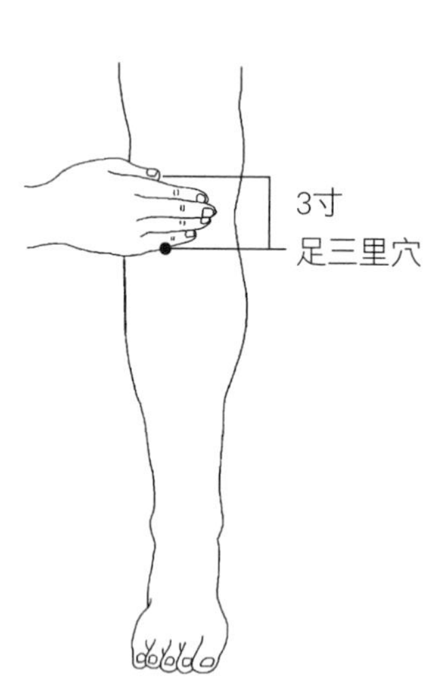

圖十　足三里穴

一、溫和灸

將艾條的一端點燃，對準足三里穴，在距皮膚二至三公分處固定，進行熏烤，使局部有溫熱感而無灼痛。

二、迴旋灸

在施灸時，手持艾條，使點燃的一端與皮膚保持一定距離，但不固定，而是向左右方向移動或反覆旋轉施灸。

三、雀啄灸

使艾條燃著的一端與穴位不固定在一定的距離上，而是像鳥雀啄食一樣，垂直穴位一上一下移動施灸。

自己回家後，可堅持每天用大拇指或中指按壓足三里穴，每次五至十分鐘，以感覺酸、脹、麻或觸電感為原則。

自從施灸回去後，小劉偶爾也會再打電話來請教一些人體經絡、穴位方面的問題，據他自己講，他現在有點對艾灸、按摩這種傳統古老而又環保的養生方法上癮了，不僅自己幾乎每天都離不開它，還發動全家尋找經絡按摩、艾灸。現在小劉一家人都身輕體壯，每天都感覺精力百倍。

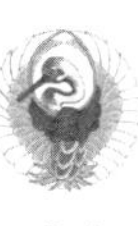

每天按揉百會穴，自有真氣奔騰來

百會穴別名「三陽五會」，是人體諸陽氣匯集之處，處在腦的巔頂部位。中醫認為，腎主髓，腦為髓之海，腦與腎相連。因此每天按揉百會穴能壯腎陽，使體內真氣充足，精力旺盛。

金庸在小說《天龍八部》中描繪了一位藏經閣掃地僧，面對武功高強的慕容博、蕭遠山，只在他們的頭頂一拍，兩人立時倒地，不省人事。這雖是虛構的情節，但掃地僧所拍之處的確存在一個人體要穴，那就是百會穴。

百會穴在頭頂正中線與兩耳尖連線的交點處，歸屬於督脈，別名「三陽五會」。《采艾編》寫道：「三陽五會，五之為言百也。」在古代，三與五並不是一個確數，而代表多的意思。百會穴為諸陽之會，處於人之頭頂，在人的最高處，又是手足三陽經與督脈的交會穴，因而刺激按揉百會穴，有生發陽氣、醒神開竅、調節臟腑功能的作用。

百會穴又名「天滿」，即穴內精氣充盛之意。腎主骨生髓，腦為髓之海，又是人體的「元神之府」，百會穴處於腦部巔頂之處，內應於腦。因此，按揉百會穴有助腎陽、益氣血、生發體內陽氣的作用，會感覺體內像有一股真氣奔騰而來。

《史記‧扁鵲倉公列傳》中記載了一個扁鵲救虢太子起死回生的故事。虢太子患屍厥病，於是「扁鵲乃使弟子子陽厲針砥石，以取外三陽五會，有間，太子蘇」。這裡的外三陽五會，即指百會穴。扁鵲讓弟子針刺太子的百會穴，不一會兒，太子便甦醒過來。唐代時，唐高宗患有風眩，頭重目眩，不能視物，名醫診斷後認為是風氣上逆所致，向唐高宗稟告說，砭刺頭部，使之微出血，可使病情得以痊癒。皇后武則天得知後，大怒說，「天子頭上豈可放血，此罪當斬」。後來經大臣們勸說，名醫才得以在高宗頭上刺其百會穴，微放血後，果然病癒。武則天皇后在簾內拜謝名醫，並賜物獎勵他。這兩個例子都說明百會穴對身體有重要作用，對許多疾病都有治療效果。

前幾天，一個姓魏的患者來就診，說覺得每天早上醒來後，感到頭暈沉沉的，整個人疲乏無力，平時也常打不起精神，像害了一場大病似的，去醫院檢查，什麼病也查不出來。

經診脈，覺得他脈細如游絲；舌苔薄白，是明顯的腎陽虛症狀。原來小魏年過四十，是一個小有名氣的成功人士，平時跟客戶應酬多，過食肥肉、糯米飯、油煎油炸食品、海鮮、甜食等食物，飲食習慣很不合理。又吸菸、飲酒過度，而且他又是一個工作狂，忙起來總是廢寢忘食，甚至通宵不睡。久而久之，這樣的生活狀態導致小魏脾胃負擔過重，水穀不化，代謝物積聚，進而影響腎臟功能，久之傷腎陽，大腦因得不到充足的腎陽溫煦而處於抑制狀態。所以即使睡一晚，早上起來也會像沒睡醒一樣頭暈沉沉，打不起精神。

明確診斷後，請小魏保持正坐姿勢，然後找到他頭頂的百會穴，用手掌分別按順時針方向和逆時針方向旋轉按摩五十圈。我剛一放開手掌，小魏眉開眼笑，說經我這麼一揉，眼前豁然一亮，整個人都有精神了。其實光按這麼一次還達不到根治的目的，百會穴可升、可降、可動、可靜。升就是升陽、益氣；降就是降血壓、降火氣，治眩暈、噁心；動，可改善嗜睡、健忘、體軟、耳聾等症狀；靜，可鎮靜安神，息風定驚。回去後多按揉百會穴，對身體健康有益。但需注意，因為百會穴為諸多經絡交匯之處，對外部刺激敏感，因此按揉百會穴時手法宜輕柔均勻。

如果家裡有老人頭痛、頭發沉時，可採用雀啄法按揉百會穴周圍。操作時五指併攏，做成鳥嘴的形狀，彈擊頭部，因為彈時力量會比較大，因此不要直接在百會穴正中間彈擊，而應在其周圍敲打，以疏通周圍經脈。

小魏聽了這番講解，大大滿足了好奇心，滿意而歸。幾個月後，打電話來報喜，說自己嗜睡、頭暈乏力的狀況沒有了。每天按揉百會穴，感覺好像有一股真氣在體內奔騰，每天精力十足，很少疲倦。

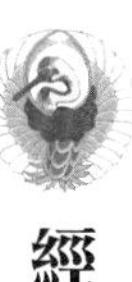

經常捏捏耳，補腎陽隨時隨地進行

人們視長有「肥頭大耳」的人為有福之人，是因為耳朵豐滿正是腎氣盛健的表現，這樣的人身體健康，沒病自然有福。如果人們經常對雙耳進行按摩、鍛煉，可有健腎壯腰、增強視聽、清腦醒神、養身延年的功效。

耳與人的生理、疾病有密切關係。《黃帝內經》中說：「耳者，宗脈之所聚也。」中醫認為，人的「五臟六腑，十二經脈有絡於耳」。耳朵上分布著很多穴位，分別與體內的五臟六腑及十二經脈、三百六十五絡有密不可分的聯繫。耳朵的形狀頗像倒臥於母親腹中的胎兒，因此中醫把耳朵形容為「縮小了的人體身形」。我國早在二千多年前就已形成望耳診病（耳診）的理論，通過耳部皮膚的顏色深淺、凹凸變化，是否有結節等來診斷臟腑機能與氣血津液的盛衰，並用耳針來治療內臟疾病。

關於腎與耳朵的關係，中醫五行學說認為「腎主藏精，開竅於耳」。腎為人的先天之本，而耳是腎的外部表現，人們視長有「肥頭大耳」的人為有福的人，有一定的道理，因為人的耳朵豐滿，在一定程度上是腎氣盛健的徵象。腎氣盛健自然身體健康，沒病自然有福。耳部的很多穴位都可醫治腎病。因此，如果經常對雙耳進行按摩、鍛煉，有健腎壯腰、增強視聽、清腦醒神、養身延年之功用。

捏耳朵，就是用雙手在耳郭的不同部位進行按摩、提捏的一種養生保健方法。長期進行捏耳法，可以激發精氣、通經活絡、調理臟腑、補腎聰耳。

在平時的行醫過程中，經常使用捏耳朵這個方法來幫助病人除病去痛。患者小劉就是這樣的例子。小劉來診病時患了嚴重的中耳炎，耳朵內流黃水，聽力嚴重障礙，和人說話時只見嘴動，聽不見聲音。小劉連稱自己頭痛、耳疼、惡寒、口苦，詢問得知小劉小便黃，還有點兒便祕。中醫認為，中耳炎一般由肝膽濕熱，邪火盛行，體內有濕邪鬱滯，加之腎虛使身體的水液氣化蒸騰失度而引起。惡寒、口苦，是由水濕積聚、濕氣上泛而起。腎司開闔，腎陽虛，使開闔失度，因此體液排泄無度而出現便祕的情況。

先用鹽水給小劉洗耳。用棉花棒將耳內蘸乾，用消毒水灌進耳內，再把消毒水倒出，用棉花棒把耳朵內滯留的水蘸乾，用枯礬十克和冰片六克，在碗內磨細拌好後用一根細管把藥粉吹入耳內。

這一切做完後，開始在小劉的耳郭周圍尋找腎臟反射區，在這些部位來來回回地揉捏。具體方法如下。

一、手摩耳輪

雙手握空拳，以拇指、食指二指沿著耳輪上下來回推摩，直至耳輪充血發熱為止。這種方法可健腦、強腎、聰耳，對於小劉的便祕、頭痛也有治療效果。

二、按耳窩

外耳道開口邊的凹陷處，有心、肺、氣管、三焦等穴位，在此處按壓十五至二十下，直到有明顯的發熱感。再按壓上邊的凹陷處，因為這裡有脾、胃、肝、膽、大小腸、腎、膀胱等穴。在此處來回按壓摩擦十五至二十次。

三、雙手掩耳

兩手掌掩兩耳郭，手指托後腦，用食指按壓、中指彈擊二十四下，可聽到「隆隆」聲，可收健腦、明目、強腎之功。

四、拔雙耳

用兩食指伸直，分別伸入兩個耳孔，旋轉一百八十度，反覆幾次後快速拔出，可以聽到耳中發出「啪啪」的鳴響，這樣拔三至六次，可健腦，使聽覺靈敏。

五、鳴天鼓

用兩掌分別緊貼耳部，用掌心將耳孔蓋嚴，拇指和小指固定在耳部附近的位置，其餘三指同時，或分指交錯叩擊頭後枕骨部，這裡有腦戶、風府、啞門穴。扣時耳中有「咚咚」如擊鼓的鳴響，因此稱為「鳴天鼓」。此方法可以提神醒腦、寧眩聰耳。對中老年朋友常見的耳鳴、眩暈、失眠、頭痛有良好療效。

六、推耳後

兩手中指指面分別置於兩耳朵後面，沿翳風、瘈脈、耳後、顱息上下來回各推擦二十至三十次，至局部皮膚發熱為止。此法可以滋養肝腎、降血壓。

七、按摩全耳

將雙手掌心摩擦發熱後，向後按摩耳朵正面，再向前反覆按摩耳背面，反覆按摩五至六次。可以疏通經絡，對腎臟及全身臟腑器官都有保健作用。

經一番按揉、捏拿後，小劉眼睛開始亮閃閃，神氣為之一變，笑著大聲說：「大夫，你這捏耳的方法對我還真管用，我感覺自己好像一下子變得耳聰目明了！」

「你可別以為只要我給你捏這麼一次就完事了，要想長期保持身體健康，還得自己回去經常練習按摩耳部呢。你要記得平時只要一有空的時候，就捏捏耳，隨時隨地進行，天長日久，這樣必定能使你腎壯、體健。」

最後想對大家說一句，關於捏耳的方法簡單易學，效果明顯，大家都可以把隨時隨地進行捏耳保健作為日常生活的一部分，定能有腎強體壯的效果。

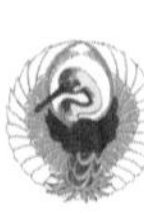

搓腳心是最廉價的養腎陽第一招

人的腳底遍布著眾多像湧泉穴這樣的經絡反射穴位，經常搓腳心，可以按摩人體諸經百脈，達到強元健體、祛濕除病的強身效果，又因為其便捷簡單，而成為老百姓用來養生祛病、養腎陽的第一招。

前幾年去過北京郊縣一個村子，給村民義診。其中許多村民有腎虛症狀，平時感到疲乏、無力。我想，這應該與他們飲食不規律、室外辛勞、不懂得如何保養身體有關。

老鄭是這個村子的村民。他以前有過腎結石病，前兩年還動過一次手術，但可能是手術後保養措施沒做好，因此，近來又時常感到腰痛、容易感冒，有時候有腎絞痛的症狀。

他面色暗黑、身體枯瘦，給他號脈，脈息不穩，時急時緩，舌苔薄白，顯然是腎陽不足、身體虛弱的表現。故建議老鄭沒事時多做做搓腳心的運動，長久下來，定能強腎、防病、治病，也不會因為身體虛弱而抵抗力低，經常感冒了。

俗話說，「寒從足下起，病從腳下生」。人的腳底有眾多穴位，對應各種身體臟腑的反射區，如腎、脾、胃、十二指腸、膽、心等。人的腳掌上還密布許多經絡，常搓腳心可以活血通絡。尤其腳心的湧泉穴是足少陰腎經的起點，按摩湧泉穴，可以滋陰補腎、頤養臟腑。

搓腳心有許多講究，比較正規的手法是：用熱水洗腳後坐在床沿，將右腿屈膝抬起，放在左腿上，使腳心向外，用右手握住右腳背的前部，左手沿腳心上下搓動；搓的次數在一百次左右，上不限頂，然後對右腳進行同樣的動作，至腳心發熱為止；搓時動作要和緩連貫，用力盡量均勻適中；每次搓腳心開始時速度可慢一些，待適應後逐步加快速度，這樣長期堅持。

掌握了手法，還要掌握好方法。一般來說，搓腳心有三種：乾搓、濕搓和酒搓。所謂乾搓就是按照上面的手法，直接揉搓腳心。濕搓是先把雙腳在溫度適中的水盆中浸泡，至雙腳發紅後，擦乾腳，再按「乾搓」的方法搓腳心。酒搓，可以用手蘸少許白酒再按「乾搓」的方法搓，當白酒搓乾了，可再蘸少許白酒繼續搓。

《黃帝內經》中寫道：「腎出於湧泉，湧泉者，足心也。」指出了湧泉穴是人體的足底穴位，它位於足前部凹陷處第二、三指縫紋頭端與足跟連線的前三分之一處。人體的腎陽之氣如源泉之水從足底湧出來，灌溉人體的周身各處，如果水液代謝不利，就會形成下沉的積濕，滋生病菌。用手掌心按摩湧泉穴的方法，其原理就來自於中醫理論上的「心腎相交」。在五行中，腎主水，湧泉穴是足少陰腎經之井穴，是腎精出入的地方，是腎之根本；手掌心裡的勞宮穴，是心包經之滎穴（滎者，滎而未深也，指的是淺水流的意思。滎穴的意思，就是說經氣流經匯聚像淺水流那樣大），五行屬火，就好像心在外面的保護膜，可以「代君受邪」，就是說當有邪氣侵犯心的時候，勞宮穴先出來保護心不被侵犯。五行中水剋火，因此用手掌搓腳心的方法，好比用水滅火，用火乾水，達到心腎合養的功效。而對腎來說，有助於腎陽發揮收藏的功能，把氣和身體裡上升的虛火向下引，使之不會壅塞在上面，從而使氣機調暢，器官發揮各自正常的功能。老鄭因為多年腎結石，加之平時營養沒注意，腎、脾、胃都很虛弱，心火也很大，運用這種養生方法可以養脾胃、強腎陽。

民間流傳一句話說，「富人吃補藥，窮人水燙腳」。我們平時工作一天後，回到家先用熱水燙燙腳，然後搓搓腳底，既可緩解一天的疲勞，又可收到強腎、健體、防病的效果。每天堅持搓腳心一至二次，持之以恆，有補腦益腎、益智安神、活血通絡的療效，可以防治健忘、失眠、消化不良、食欲減退、腹脹、便祕和心、肝、脾、膽等臟器病症。

另外，在搓腳心時，還要注意活動腳趾。腳趾上也有許多連通全身的穴位，如大腳趾屬肝、脾經，因此可以舒肝健脾，對腎也有好處。搓完腳心後，還可拍打頭頂的百會穴片刻，因為百會穴位於頭頂、居天，湧泉穴位於腳底、居地，如此可達到天人合一的效應。

搓腳心還有幾個細節要注意：不要在飯後一小時之內搓腳心，以免影響脾胃消化；搓腳心時為避免劃傷皮膚，最好不要留長指甲；搓腳心後腳不要馬上著地，先休息十分鐘再下地行走，其間可邊休息邊喝一杯白開水，以幫助腎臟排毒。

第八章

女人花，需滋養，腎陽充足才能從內美到外

女人如花，追求美麗是她們的天性。女人的一生中，要經歷月經、胎孕、分娩等生理過程，這些都需要充分的腎陽推動、溫煦作用才得以進行。因此充足的腎陽能讓女性朋友陰陽調和，身體得到充分的滋養，讓女人從內美到外。

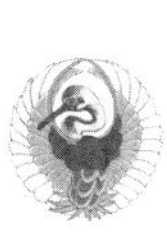

美麗是睡出來的，睡好腎陽足，人更美

睡眠對女性養顏非常重要。女人多睡眠，符合天地陰陽元氣涵養之大規律，也使腎陽在睡眠中得到補充，因此女人睡好人更美。

腎藏精，精能化血，精血在人體的血脈中流動，對身體各臟腑組織起著濡養和滋潤作用，使人面色紅潤、毛髮潤澤，同時順利、自然地完成各種人的生理功能。在女人的一生中，要經歷月經、胎孕、分娩等不可避免的生理過程，這些都需要充分的腎陽推動、溫煦作用才得以進行。

人體的陰陽平衡是人體健康的基礎，也是女性形體與容貌美的基礎。女性屬陰，黑夜也屬陰，陰主靜。按照中國傳統的養生方法，應「順應天時」，在萬籟俱寂的時候安靜地睡眠，達到陰中養陽，協調身體陰陽平衡的目的，從而使女性不容易衰老。

如果一味地不分白天黑夜瞎折騰，該休息時得不到休息，腎陽就會受損，其對身體各臟器的推動和溫煦作用就會降低，導致氣血、津液等功能失調，就會使女性內分泌紊亂而痘斑橫生、面色憔悴、花容失色。

有天患者小楊一大早就來到診室，睡眼惺忪，可憐巴巴地說她感冒了。原來這幾天因為公司事多，小楊已經好些天加班工作，都快熬成個黃臉婆了。詢問過她的一些症狀後，提醒她要多喝水，並給她開些治療感冒的方劑，告誡她以後別再熬夜了。

看看小楊，只見她兩眼周圍兩個大黑圈圈，乍一看好像國寶大熊貓。從中醫來看，這就是因為睡眠不好、腎虛引起的。俗話說，眼睛是心靈的窗戶，眼睛與人的五臟有很大的關係。中醫五行認為，肝屬木，腎屬水，水生木。因此，肝血的升發、舒暢需要腎水充足濡養。如果睡眠不足，腎沒有充分的五穀精微物質轉化為腎陽，就會影響肝的疏泄功能。而「肝開竅於目」，肝氣沖和條達，眼睛才能得到肝血的濡養，才能楚楚有神，明眸善睞。現在小楊的「熊貓眼」就是肝、腎抑鬱的表現。

於是給小楊開了一些補腎陽的「金匱腎氣丸」，由炮附子、熟地黃、山茱萸、澤瀉、肉桂、牡丹皮、山藥、茯苓八味藥組成，是一劑治腎陽不足的常用藥，對小楊現在的體虛感冒、面色不好很有效果。

此外，告訴小楊回去後用「銀杞明目湯」褪掉黑眼圈：雞肝一百克，銀耳十五克，枸杞子十五克，茉莉花二十四朵，適量的太白粉水、薑汁、料酒、食鹽。先將雞肝洗淨，切成薄片後放碗內，與太白粉水、料酒、薑汁、食鹽一起拌勻待用。將銀耳洗淨，浸泡待用。茉莉花除去花蒂，與枸杞子洗淨同放盤內待用。在鍋中清湯內加拌好的雞肝，隨即下入銀耳、枸杞子，一起燒沸後撇去浮沫，待雞肝熟時盛出裝入碗中，最後將茉莉花撒入碗內即可，可每日二次佐餐食用。此湯有滋陰潤燥、養肝明目的功效。此方中雞肝味甘、苦，性溫，入肝、腎經，可補肝、養腎、明目，有使氣血上注於雙目的功能；枸杞子是補腎良品，同時可補肝血；銀耳滋陰潤燥，養顏潤膚。長久食用，效果亦佳。此外，像芝麻、花生、黃豆、胡蘿蔔、豬肝等食物，亦有助於消除黑眼圈。

也許有人覺得銀杞明目湯稍嫌麻煩，這兒還有一個更簡單更直接的方法——「疏肝明目按摩法」：先在眼睛周圍塗上眼霜或營養霜，然後用無名指依次按壓眼尾處的瞳子髎、下眼眶中外三分之一處的球後、下眼眶中內三分之一處的四白、內眼角內上方的睛明、眉正中的魚腰以及鼻翼外側的迎香穴，各個部位按壓三至五秒後放開，連續做十次，最後用食指、中指、無名指指尖輕彈眼周三至五圈。按摩這些部位，能起

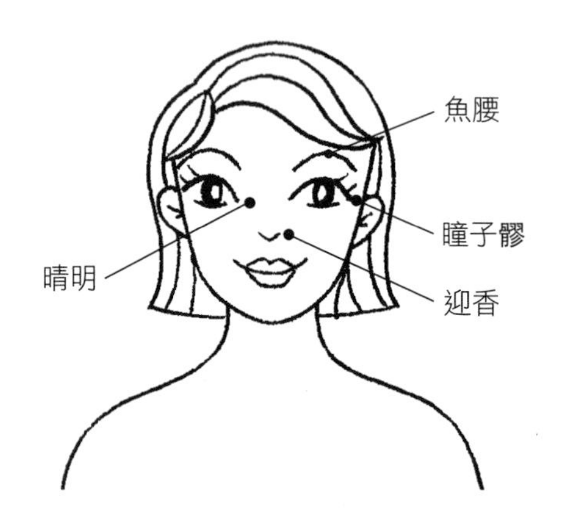

圖十一　魚腰穴、睛明穴、迎香穴、瞳子髎

到給肝腎經按摩的效果。此法對於緩解壓力、舒放肝腎鬱氣能起到立竿見影的效果，很快就會感到頭輕目明了。

為怕小楊事多記不住，我特意把方法抄寫在一張處方箋上，讓她回去照方操作。其實所有的治療方法都是亡羊補牢之舉，關鍵還在於保證充足的睡眠。否則長此以往，可不僅是感冒這點小事了，更可能還有臉腫、長痘、面色泛黃、精神不振、免疫力降低、易患病等，這些都是熬夜惹的禍。

因此特別囑咐小楊一定要養成良好的睡眠習慣。平時我們可能會有彩妝，會塗脂抹粉來掩蓋面部的瑕疵，但這些都抵不上合理的休息而得來的皮膚自然健康的光彩。中醫認為，一年四季中，春夏宜晚睡早起，秋季宜早睡早起，冬季宜早睡晚起以合四時生長收藏規律。對於女性來說，晚上十一點到凌晨三點這段時間，正是睡「美容覺」的黃金時間。因為按照中醫五臟及經絡循環理論，晚上九點至十一點是心包經當值，氣血循環於心包最盛，此時睡眠對心臟最好，「心主神，在體為脈，開竅於舌，其華在面」，人的顏面氣色是「心」的反映，所以此時睡眠好則面容姣好；晚上十一點至凌晨一點時，正當肝經當值，肝主血液，養睛明目；凌晨一點至三點時，肺經當值，肺合皮毛，肺氣宣發，則皮膚滋潤、水靈，同時肺休息好了，還能調節水液，促使對身體無益的垃圾排出體外；淩晨三點至五點時，大腸經當值，可以排除身體無用的廢物，保持身材苗條、體態輕盈，且可防止臉上長雀斑、青春痘；至早上七點後，是胃經當值，人洗漱完後，進餐補充晚上因消化流失的水分、營養，使我們又能精力充沛地迎接新一天的到來。

如果人在該休息的時候沒有躺下來好好休息，給身體臟腑除舊布新的機會，就會使之得不到正常有度的調節，這就好像月有陰晴圓缺、潮汐有潮漲潮落一樣，臟腑活動也需要借日夜交替變換來得以休息與振作，才能維持我們的身體健康。

小楊認真聽了這些，說以後工作、生活不管多麼忙，再不能「剝奪」身體休息的時間，盡量少熬夜或不熬夜。畢竟身體是自己的，健康是自己的，尤其是女性，只有自己懂得如何愛護自己的身體，才能活得鮮亮。

的確，過了一段時間再碰到小楊時，她已經不再是前段時期那臉色蠟黃、精神委靡的樣子了，整個人顯得生機勃勃、光鮮亮麗。小楊說她每天都堅持晚上十點整按時睡覺，不僅感覺人白天精神了不少，工作更有勁，思維更清晰。更欣慰的是，周圍的人都驚訝她皮膚比以前更有光澤、細膩。

小楊的例子，還真是又一次證明了，女人的美麗是睡出來的。

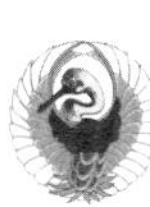

推脊，讓女人腎陽充足、面無瑕疵

腎居於人體的腰部，「腰為腎之府」，可以調節人體的水液代謝，使對身體有益的水穀清氣上升於肺而宣發到全身，對身體有害的廢物下降於膀胱而排出體外。督脈大部分經過脊柱，上有很多腎經穴位，因此，推脊可以刺激腎經，使女人腎陽充足，新陳代謝正常，顏面光潔。

人體中，督脈主氣，為一身陽脈之海，其循行部位為：從小腹內胞宮開始，下出會陰，向後沿腰背正中至尾骶部的長強穴，沿脊柱上行，經過頸項後部至風府穴，入腦內，沿頭部正中線上行至巔頂的百會穴，再經前額下行鼻柱至鼻尖的素髎穴，經人中，最後至上齒正中的齦交穴。

推脊，是指施術者通過手法推拿的方式，使受術者因病所致的脊柱部位異常得到恢復，從而達到脊正經通、通而不痛、手到病除的治療效果。其原理意在通過「理脊察病」、「推脊整腹」、「點穴通經」三段程式使督脈通達。中醫認為，督脈屬腦，絡腎，腎生髓，腦為髓海，因而督脈與腦、腎、脊髓的關係非常密切。推拿按摩督脈上的一些養護腎、增補腎陽有益的穴位，如命門、百會、風府等，對女性有很好的美容效果，可放鬆身心、舒筋活絡、促進血液循環使面無瑕疵。

二〇〇六年的一天，小李來就診，她說全身都是病，虛寒怕冷、疲勞乏力、經常感覺頸肩背酸痛。小李的膚色看起來很差，皮膚暗淡無光。小李年紀輕輕，嘴角兩邊的法令紋卻很明顯，這讓她的面部表情看起來頗

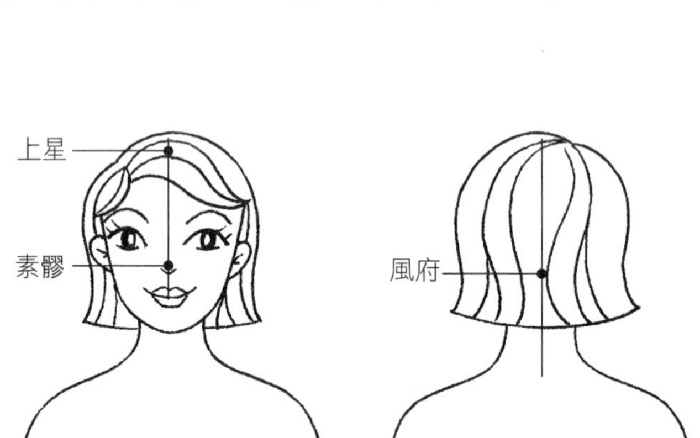

圖十二　風府穴、素髎穴、上星穴

為嚴肅，不可思議的是，竟然還有酒糟鼻。這對於像小李這樣愛漂亮的女孩子來說，可實在是一件非常尷尬的事。小李聽說推脊對身體的治療效果明顯，因此想推推脊，也體驗一下眾口相傳的神奇效果。

小李先喝下一大杯水，排出身體宿便，盡可能保持空腹，再俯臥在床，從尾椎開始由下往上推。方法是用雙手拇指及食指夾住尾椎兩旁的皮下組織，食指及中指在前導引，拇指下壓並往前推，往肩頸部方向有規律地保持力度一鬆一緊，直到頸部位置，一氣呵成。這樣做一次完整的推拿，有利於督脈內的陽氣流通。

第一遍完成後，稍作休息，第二遍開始有針對性的重點按摩。在小李的命門穴位處放慢手法，用兩手的食指、中指點按命門穴，並稍稍用力做順時針環形揉動。按摩此處，人會有酸脹的感覺，是因為命門穴恰好為腎經上的穴位，中醫稱腎為命門，腎陽虛則是典型的命門火衰。因此按摩命門穴毋庸置疑可壯陽益腎、疏通經絡、調理氣血，對小李腎虛引起的虛寒怕冷、疲勞乏力有明顯效果。

接下來按摩腎俞穴，俗稱「摩腎腑」。腎俞穴在第二腰椎棘突旁開一．五寸處，腎臟的寒濕水氣將由此外輸膀胱經，因此對腎陽虛的泌尿功能有助進作用。我用兩手掌緊貼腎俞穴，雙手同時從由外到裡的方向做環形轉動按摩，轉動三十六次，此種手

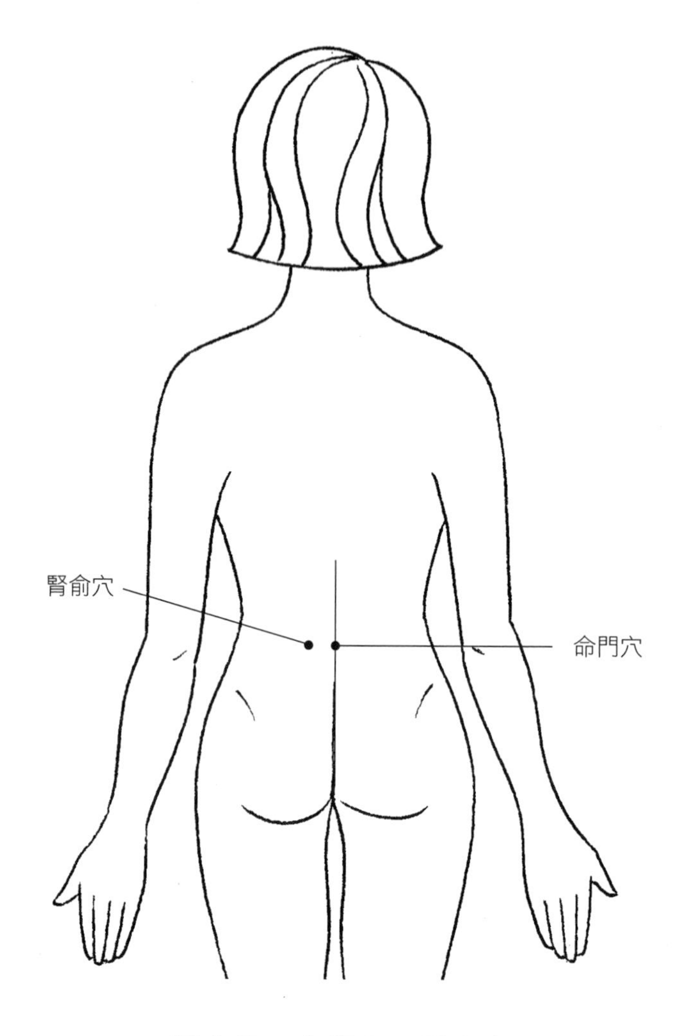

圖十三　命門穴、腎俞穴

法是順轉，為補法。按摩腎俞穴時需要注意，如果按從外到裡的順轉方法，為補法；而按相反的方向，即從裡到外的方向，則為瀉法。腎俞穴宜補不宜瀉，因此轉動時要注意順逆方向。像小李這樣素日腎虛、頸肩腰痛的，應增加轉動次數，以加大按摩效果。

由於小李因腎陽不足、中氣下陷導致的面部法令紋明顯，並有嘴角下垂症狀，因此還可通過按摩百會穴來加以改善。百會穴位於頭部，在前髮際正中直上五寸處，也可以在兩耳尖連線的中點處找到。百會穴在頭頂，為手、足三陽經與督脈的交會處，因此能起到升陽舉陷、益氣固脫的作用。說到百會穴，其實它的作用遠不只這些。百會者，百脈之滙也，它通達人體的陰陽脈絡，連貫周身經穴，是人體督脈上的重要穴道之一，許多疾病的治療都首選百會穴，當然也是一個重要的美容穴位。我用手掌在小李的百會穴上按順時針和逆時針方向分別按摩五十圈，邊按摩邊告訴小李，回去後可讓周圍的親人每日幫助按摩二、三次，每次至少按摩五十圈。長期堅持，對高血壓等許多疾病都有治療作用。

最後分別在小李的上星穴和素髎穴位上稍做按摩。上星穴在頭部正面髮際正中直上一寸的地方；素髎穴在面部鼻尖的正中央。小李因為腎陽不足導致的氣逆、肺失宣發，按摩這兩處穴位都有清熱救逆、宣通鼻竅的作用，對於治療小李的酒糟鼻可算是最合適不過了。其實這兩處穴位比較好找，小李自己沒事時便可以隨時按摩這兩處穴位，盡早緩解鼻竅不通的症狀，也可早日擺脫酒糟鼻的痛苦和尷尬了。

一番按摩過後，小李說整個人覺得神清氣爽。其實關於補腎美容的穴位並不只這幾個，其他像擦少腹、振雙耳、縮二陰，都是補腎按摩穴位法，可自己回去搜集一些穴位的按摩方法，經常按摩，達到強身健體美容的目的。

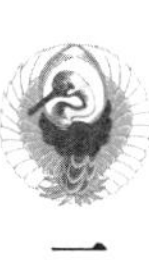

三紅茶通補人體陽氣，讓女人從內到外都美麗

紅豆、紅棗、藏紅花三物合一，使心、肝、脾、腎都得以滋養，腎陽相應得到滋補，讓女人整體氣機通暢，美麗由內而外透出。

紅豆，味甘、酸，性平，入心、小腸經，被醫聖李時珍稱為「心之穀」。紅豆中含有豐富的維生素，可增強腸胃蠕動，減少便祕，促進排尿，消除心臟或腎病引起的水腫。紅棗味甘性溫，入脾、胃經。現代醫學也證明，紅棗富含鐵元素和維生素，其藥用價值可以健脾益胃，補氣養血安神，緩和藥性，有「天然維生素丸」的美譽。李時珍在《本草綱目》中寫紅棗：「氣味甘平，安中養脾氣、平胃氣、通九竅、助十二經，補少氣……久服輕身延年。」藏紅花味甘、微苦，性涼，入心、肝經。藏紅花蕊的提取物對於女性閉經、產後瘀血腹痛有治療作用，長服可增強體質、調神靜氣、調節內分泌、美膚養顏，因此藏紅花被譽為「植物黃金」。由紅豆、紅棗、藏紅花三物結合配製的「三紅茶」，對人體臟腑的心、肝、脾、腎補益兼顧。腎為「先天之本」，五臟得到營養滋潤，則腎陽強盛，人體內陽氣充足，女性從內到外散發出美麗的光環。

小麗來就診時，腎陽不足的狀況很嚴重。她說不上哪裡不好，但就是整個人疲乏無力，食欲不振，面寒手冷，一副病懨懨的樣子。小麗對我說，她還有個怪毛病，稍微多吃點食物，就聞不得油煙味，尤其坐車的時候，容易嘔吐，吃暈車藥也不管用，弄得小麗談坐車色變，平時都不敢輕易出遠門。

經檢查，發現她舌苔胖膩、脈滑細無力，都是腎虛的表現，平時用心用力太過的緣故。中醫上有種說法叫「虛脫」，身體的臟腑器官沒有什麼明顯的病變，但就是整個人委靡，精神不振，像一朵缺乏雨露滋潤、快要開敗了的花兒一樣。其實現代人工作、生活壓力大，又久坐在辦公室，很容易因勞累過度而傷及腎陽，身體出現亞健康狀況的人比比皆是。對此的建議是，也不需要什麼大補大治的重藥，平時沒事時不妨多喝喝三紅茶。因為小麗這種腎陽虛的狀況不是一日兩日形成的，所以給身體補陽氣也需要潤物細無聲的淺滋潤補，其途徑就是把它貫穿到生活習慣中去，變成一種養生方式。

因為小麗平時有飲茶的習慣，故給小麗開了一劑「加味三紅茶」，內含藏紅花、紅豆粉、紅棗、枸杞子、菊花。飲時藏紅花、紅豆粉酌量各取一小撮，紅棗三枚去核，枸杞子一匙，菊花兩朵，放入保溫杯中，蓋上杯蓋，沸水浸泡半小時，揭蓋當茶飲用，且飲且加沸水，味淡為止，每日飲用一至二次。

紅豆、紅棗、藏紅花的功用前面已經說過了。加味中的枸杞子味甘性平，入肝、腎、肺經，可滋補肝腎、明目潤肺，尤其是補腎良品。菊花味甘苦性涼，可清熱解毒。方中物品溫涼並調，補清同用，可根據不同季節和體質調整原料用量，酌情加減。如感覺腎虛嚴重，可多加點枸杞子；頭暈乏力，可加食紅棗；夏天的時候可適當多放菊花以清熱解毒。本方不求每天都用，但如果長期堅持，定會使腎陽得補，面色紅潤光澤。

不只是三紅茶，可以美容養顏祛病的茶還有很多，如紅棗生薑茶可驅寒除濕、暖胃養顏；菊花枸杞茶益精明目；葛根粉加紅茶可改善女性雌性激素分泌等。關於花與女人保健美容養顏的方法也有很多，如茉莉可養顏，蘆薈可潤膚祛斑等。《紅樓夢》中大觀園裡的女孩子們會用各種花粉製作「冷香丸」：將白牡丹花、白荷花、白芙蓉花、白梅花花蕊各十二兩研末，用同一年雨水時令的雨水、白露時令的露水、霜降時令的白霜、小雪時令的雪各十二兩加蜂蜜、白糖等調和，製成大小如龍眼的丸藥，用器皿盛放，埋於花樹根下，次年取出即可使用。發病時即用黃柏十二兩煎湯送服一丸。該方雖然沒有具體的醫籍記載，但取意別致，配方精巧，可疏肝清熱、理氣化痰，成為許多後代醫家配方時的借鑒；現代人也喜歡喝各種各樣的花茶，泡玫瑰花澡等，可以這樣講，凡是花都可以作為美容佳品入藥，達到祛斑養顏的效果。

據說古時候有一位地主的老婆得了一種怪病——面黃肌瘦、血脈不暢，眼看就到大限之期了。地主非常著急，四處尋找良方，又找來許多名醫，但都紛紛表示無能為力。地主的兒子也為母親的病感到非常著急，一日晚上睡下之後，做了一個夢，夢見自己躺在桃花、荷花、芙蓉花花瓣之中，香氣撲鼻。第二天，兒子把這個夢告訴了地主，地主想，莫非是有神仙助我，托夢告訴我藥方？

於是地主收集齊三種花朵，按照夢裡的情景，取春日之桃花、夏日之荷花、秋日之芙蓉花，用冬日之雪水煎三花為湯，給老婆服下，同時用來洗濯面部，果然地主的老婆很快便痊癒了。

故事中的藥方名為「三花除皺液」，其實在《百病丹方大全》中早有記載。桃花、荷花、芙蓉花色澤鮮豔、氣味芬芳，是美麗的象徵，所以古人有「面如桃花」、「花容月貌」之說，因而古人對鮮花的美容作用極為重視，認為用花益膚，可增添容顏美麗。從功用來看，桃花中富含的山柰酚等美容成分可活血醒膚；荷花能延緩衰老，美容養顏，使肌膚光滑細膩；芙蓉花具有清熱涼血、消腫抗衰老的美容護膚功效。外洗面部可以促進面部皮膚的血液循環和新陳代謝，使人面部因為有充分的營養滋潤而變得嬌嫩潤澤、紅顏永駐。

小麗回去後，喝「三紅茶」沒多少時日，氣色便好了不少，尤其可貴的是，這段時間以來，坐車嘔吐的症狀好了很多。小麗說對身體自我感覺不錯，身心舒展愉快了，因此特意跑來向我道謝。其實小麗動輒嘔吐，是因為腎陽氣化不足、脾胃功能失調引起的。紅豆、藏紅花、紅棗、枸杞子都是補腎的藥品，常服不強腎益陽、補五臟才怪呢。而面色紅潤、紅顏常駐，便是陽氣充沛、氣血暢通的功勞。

小麗的狀況改善了，但願現在社會裡像小麗這樣愛美的女孩子都懂得關愛自己、珍惜健康就好了。

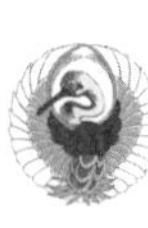

排毒強腎陽，做一個「無毒」的美人

腎的氣化功能對於我們人體來說，就像一部身體的「吸塵器」。一旦腎陽不足，就好比吸塵器的發動機沒電了，無法對進入到腎臟的東西進行泌別清濁。因此，女性只有腎陽充足，才能做到給身體徹底地排毒，成為真正的「無毒」美人。

腎主水，司開闔，腎與身體的水液代謝密不可分。人體的水有清濁之分，清者上升，濁者下降。水中氣清者升於肺，清中之清由肺輸至皮毛，使皮膚細嫩水靈；清中之濁者經三焦決瀆下行達到腎，腎中的水液為濁，濁中之濁由膀胱排出體外，濁中之清者，再經三焦氣化上升至肺，由肺化水下降至腎，循環以維持人體內水液代謝平衡，這種功能在中醫上被稱為「三焦氣化」。其中，腎屬下焦，統攝陰液，在人體的水液代謝中起主宰作用。

如果腎陽不足，腎的氣化功能失常，就會使流經腎臟的水液無法區別清濁，這樣水液中有用的成分無法經腎回收，無用的廢物也無法經腎隨水液被排出，使體內各種毒素在腎中堆積，造成人體內陰陽失衡、氣血不暢、臟腑功能失調。女性則容易導致面色發暗、皮膚乾燥等。因此，要做個體內「無毒」的美人，關鍵是要正本清源，排腎毒、強腎陽。

小潔的例子就是這樣的。最近一段時間以來，小潔老是感覺身體哪兒都不對勁，口苦口臭，呵口氣都污濁逼人，皮膚變得油膩、長粉刺，還容易過敏。鬱悶不已的小潔不得不來就診。

小潔的一系列看似奇怪的症狀都指向一個癥結所在：體內毒素過多。也就是說，小潔體內「中毒」了。人體內中毒有許多種，熱毒、寒毒、濕毒、食積之毒、瘀血之毒，還有蟲毒等。小潔的症狀，應該是體內存在食積之毒，且濕熱交加而致。為什麼這樣說？人從口中吃下去的五穀食糧，本來經腎的氣化與脾胃共同作用而完成對食物的消化、吸收和輸送，供給人體需要的營養。如果腎的氣化作用不到位，將會影響脾胃功能，消化不良，一方面損傷脾胃，引起食欲不振，另一方面導致食物積存不化，使體內清陽不升，濁陰不降，糟粕停滯而致口臭；皮膚變壞，則是因為腎主水液調節不暢，使水濕外泛，而身體氣血通行不暢，皮膚最易受影響。

中醫認為腎為先天之本，就像前面說的，腎在身體的水液代謝中起主宰作用，也是人體重要的排毒器官。現在的女孩子喜歡吃街邊的小吃，這些既不衛生，又是油膩、煎炸之物，最容易引起消化不良。中醫認為「食求七分飽」，吃東西只需七分飽就可以了，不可吃得太多，否則也會引起消化不良。過食油膩，食過多都會對身體的五臟產生影響，進而有損腎陽，導致食物中毒。於是告訴小潔一種「腰眼按摩法」幫助腎臟排毒的方法。

俯臥，雙腳稍稍分開。將兩手掌對搓發熱後，緊按腰眼穴，稍停片刻，然後用力向下搓向骶尾部的長強穴，用手指揉、按壓長強穴四分鐘左右，雙手交替按摩；接著兩手輕握拳，用拳眼或拳背在腰眼穴旋轉按摩五分鐘左右；最後雙手握拳，輕叩腰眼穴，或用手捏抓腰部三、五分鐘。

腰眼穴的位置在背部的第四腰椎棘突下左右兩邊約三．五寸的凹陷處。此處為中醫上的「帶脈」（環腰部經脈）之中，恰好也是腎臟所在部位。因此經常按摩此穴，可以幫助溫煦腎陽、暢通氣血，促進腎臟排毒。「按摩腰眼穴法」，對於女性的痛經、帶下、月經不調也有治療作用。回去後可在親人幫助下每日按摩兩次。

此外，還給小潔開了一劑理氣行滯的「小茴枳殼散」：將小茴香三十克、枳殼十五克微炒研成粉末，每次用溫開水服用六克。茴香味辛，性溫，入腎、膀胱、胃經，可溫肝腎、暖胃氣、散鬱結、理氣開胃，對於脘腹脹痛、食少吐瀉有治療效果。而小茴香可以刺激胃腸，促進唾液和胃液分泌，起到增食欲、助消化的作用。枳殼苦泄辛散，能利氣，小茴香與枳殼搭配，可治食積不化、腎陽不足。此外，用小茴香做「茴香羹」可除口臭，具體做法為：取鮮茴香適量，精鹽少許。將鮮茴香苗擇去雜質，洗淨，切成小段。在鍋內放入清水，在火上燒沸，投入茴香、細鹽，用文火燒片刻即可。食時佐餐飲羹，可以不拘量隨意飲用。茴香羹溫腎散寒、避穢除臭，還可以烏髮，對於小潔這樣腎虛口臭、臉色發白的症狀比較適用。

針對小潔皮膚油膩、長粉刺的情況，據說古人喜歡用一種叫做「痤瘡合劑」來治療面部痤瘡、粉刺。其藥方為：枇杷葉十二克，連翹十二克，金銀花十二克，赤芍九克，當歸尾九克，生甘草六克，熟大黃六克。以上諸藥每日用水合煎，取汁六百毫升為一劑。每次服二百毫升，每日早、中、晚各服一次。此方中金銀花、連翹、生甘草、熟大黃都能清熱解毒，可以祛皮膚血熱，消癰疽；枇杷葉清宣肺熱；赤芍、當歸尾可涼血活血。幾物合用，對於治療面部的痤瘡效果顯著。

平時要注意培養自己健康的飲食、生活習慣：

1. 少食或不食甜食、油炸、油膩、黏性食品。
2. 不要在飯後立即臥睡，以免體內因食物運輸遲緩而產生濕氣。
3. 每天早上起床後空腹喝一杯白開水，有利於幫助人體排毒；白天多喝水，養成良好的飲食習慣，及時排便，作息有規律。
4. 多吃綠豆、胡蘿蔔、大蒜、菠菜等解毒食品、新鮮果蔬等，及時清除體內積毒。

小潔沒幾天就打電話報喜：「口苦口臭消失了，痤瘡乖乖隱退了，這幾天人也神清氣爽了，真該感謝您老的妙手回春呀。」其實，只是抓住了一個宗旨：排毒先強腎陽，就能徹底地做一個「無毒」美人。

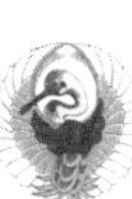

超人氣壯腎陽花粥，要你人比桃花美

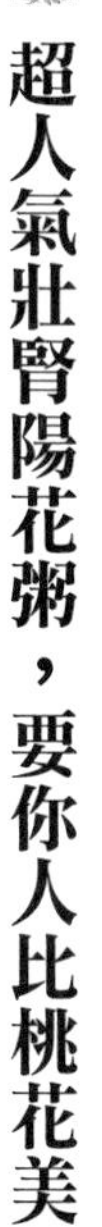

古人常以花喻人，皆因花與人有某種相通之處。花凝聚植物所有精華，吸收天地日月之靈氣適時而開；人的腎陽也是人體的精、氣、神之發源。因此，喝花粥可壯腎陽，可讓女人精、氣、神充足，人比桃花美。

說到補腎、壯腎陽，似乎都是男人們的事，其實不然。中醫學上有句古話說：「男怕傷肝，女怕傷腎。」說的就是腎對女人的重要性。如果說花兒需要陽光才能燦爛盛開，那麼女人需要腎陽的溫煦才能愈發美麗動人。現在社會上很流行吃花粥、喝花茶，其實許多花茶都有溫補腎陽的功效，女性經常喝一些能壯腎陽的花粥花茶，自然會人比花兒美。

前段時間接到小蓮打來的電話，述說這幾天月經不正常，每次都推遲十多天，且量少、顏色暗紅近似黑色，來月經前幾天小腹特別疼痛，頭上直冒冷汗。

囑她別耽誤了，趕快過來診治。沒多久，小蓮來了。小蓮看起來人很瘦弱，面色蒼白，一副弱不禁風的樣子。請小蓮坐下後，用溫和的語氣隨便聊著，以便緩解小蓮的緊張情緒。妻不失時機地為我們端來兩杯熱氣騰騰的茶，揭蓋一看，是石斛茶，於是笑著對小蓮說：「你看，這石斛茶便是不錯的養腎茶。你先喝一喝體驗一下，喝花茶的美味吧。石斛有養腎作用，我在家經常用石斛泡茶，已經十幾年了，因此身輕體健，面色清朗，氣機暢達。有聊得來的朋友造訪，我偶爾也會將自己喜歡的茶拿出來待客，一起品茗養性。」

《本草通玄》記載：「石斛，甘可悅脾，鹹能益腎，故多功於水土二臟。」石斛味甘、鹹，對脾、腎二臟有益。又說：「氣性寬緩，無捷奏之功，古人以此代茶，甚清膈上。」因為石斛藥性緩慢，所以適於用來泡茶長期飲用，以收到養生的效果。而且石斛氣味輕清，符合肺嬌嫩的特性，用石斛泡茶長期飲用，可強肺。又因為肺主吸氣，腎主納氣，而中醫五行之中，肺屬金，腎屬水，根據五行相生的理論，金能生水，且肺居上，腎居下，肺氣清，則可下行以生腎水，達到強腎益陽的目的。因此，喝石斛茶可益精強腎、壯筋補虛、健體驅冷、祛驚悸、定心志。沒事可泡泡石斛茶養腎，也可治痛經的毛病。

中醫治療，從開始就講究以「人」為本。中醫的主旨，便是幫助人體氣機自然適調，以符合自然之道，達到「天人合一」的目的。因此我給病人治病，一直遵循一個原則——調理疏導，順天而為。

當時正值春天，診所外的桃花開得正好。可用來煮些花粥吃。中醫認為，植物的皮、花、莖、枝、葉、子、仁都可入藥。而古人認為花瓣嬌豔、質輕上達，可令氣血上榮於面，收「以花養花」之療效，這裡第一個「花」是指自然界中的花，後一個「花」指的就是女人的面容如花。《本草綱目》記載多種花類藥物，如柚(花)、水仙、蘼蕪、木犀花、辛夷、梔子花、雲實花等，其中可用來治腎陽虛而引起疾病的花有木犀花、石斛、丁香、小蓮花等。

如「蓮花粥」：用蓮花一百克，粳米一百克，白糖一百克，清水適量。方中的蓮花皆在盛夏蓮花盛放的時候採下，用時將蓮花洗淨，老去的花瓣摘去，未開的嫩瓣掰開，放入開水內略燙後撈出。將粳米淘洗乾淨；在鍋內放入清水、粳米，煮至半熟時加入蓮花、白糖，繼續煮至粥稠，即可食用。可日食兩餐，早、晚各一餐。據《中藥大辭典》載，蓮花甘、澀、平，味甘、淡，性清涼，無毒，入心、腎經，可養心益腎，通心腎，對於心腎不交、心悸失眠之人有安神作用。因此常喝蓮花粥可強腎陽、安心神，緩解緊張情緒，讓人氣旺、精神足。

除了「蓮花粥」，「木犀花粥」對小蓮的症狀也是很有療效的：將陰乾的木犀花三克，與淘洗乾淨的粳米五十克同煮，稠時調入紅糖即可食用，服食方法為早晚兩餐服食。木犀花性溫，味辛、甘，歸胃、肝、腎經，有開胃消食、化滯消積、活血散瘀、化痰行氣、收斂止瀉的功效。粳米味甘、性平，有益脾胃，能除煩消渴。《食鑒本草》認為，粳米補脾胃、養五臟、壯氣力的功效良好。

木犀花不僅可以做粥，還可以泡茶飲。單純用木犀花泡茶可加入一些甘草調和，或在茶泡開後加些冰糖增加口感，泡五分鐘即可飲用。這樣沖泡出來的木犀花茶茶色淡紅，口感酸甜。也可將木犀花搭配綠茶、烏龍茶等一塊沖泡，茶色亮黃，氣味清香芬芳。喝木犀花茶可養聲潤肺、益腎散寒、舒筋活絡，並可滋潤皮膚、改善膚色。

除了蓮花粥、木犀花粥、石斛茶外，還有很多可選擇的養腎陽花粥、花茶，如丁香花粥、桃花粥、茉莉花粥、菊花粥等。其實花粥很多都是壯腎陽的物品，就像人體要腎陽充足才能行經、胞胎、生育一樣，花朵也是秉持植物一身之精氣、營養，凝聚天地日月之精華。尤其含苞待放的花蕾，就如集人體先天之精與後天之精為一體的腎精，腎精固、腎陽壯，可讓人也如花兒一樣嬌嫩無瑕。

一段時間後，小蓮打電話報喜說，不僅月經推後、痛經的毛病沒有了，並且面色紅潤起來，精神倍足，大家都說小蓮像變了一個人一樣。其實，女人喝花粥、飲花茶，就是為了壯腎陽，使人比桃花美呀。

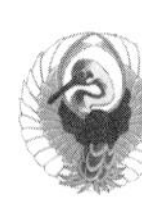

找穴艾灸，強腎陽，讓你驚豔

艾灸，就是在中醫陰陽五行、臟腑經絡理論的指導下，運用辨證施治的原則，將艾絨或某些藥物放置於體表穴位上燒灼、溫熱，將艾火的溫和熱力及藥物的作用，通過經絡的傳導，發揮溫經散寒、活血通絡、回陽固脫、消痰散結等功能，從而達到防治疾病的目的。

艾葉是一種多年生草本植物，氣味芳香，有溫經通絡、行氣活血、祛濕逐寒的作用。《本草綱目》中記載：「艾葉苦辛，生溫熟熱，純陽之性，能回垂絕之陽，通十二經……以之灸火，能透諸經而除百病。」意即艾葉性純陽，入脾、肝、腎經，可回陽救逆、強壯腎陽，艾葉用火灸可以深入人體奇經八脈，因此對於女性因腎陽虛而引起的氣血失調、濕寒鬱滯等也有溫煦治療作用。

小范是個美人胚子，可是老天似乎故意要與她作對，在她臉上留下許多像星星一樣的雀斑，而且長滿了痘痘。初在診所裡見到小范時，她面色灰暗，皮膚粗糙，定睛細看，能發現她的眼眶周圍附近，額部、顴部、鼻旁、口唇周圍，有一大片顏色深淺不一的黃褐斑，形狀像蝴蝶，讓小范的臉看起來像是滿面灰塵，好像臉沒有洗乾淨一樣。

問她身體有什麼其他不適的症狀，小范說最近老感覺心煩口乾、憋氣、腹脹、煩躁易怒，晚上難以入睡，月經來得又晚又少。經檢查，小范的體溫有點兒高、舌質紅、脈弦滑數，於是告訴她說，你的體內濕濁較重，是腎陽受損、氣機阻滯的結果。

中醫認為，受濕邪侵入體，滯留臟腑經絡而阻滯氣機，損傷腎陽。腎陽受損，則身體因為濕氣過重而使排泄物和分泌物穢濁不清，導致女性帶下過多，月經不調，肌膚表面就會長出濕疹、痘痘。腎陽不足，腎精虧虛，使腎的蒸騰氣化不夠，影響肝、脾功能。肝失條達，氣機鬱結，則使顏面氣血失和；脾氣虛弱，運化失度，不能化生精微，則氣血不能潤澤顏面，從而長出黃褐斑。因此治療原則應以強腎陽、活血化瘀為目的。

如何才能強腎陽、活血化瘀呢？其實方法很簡單，艾灸腎經上的穴位，可以強腎陽，使膚色白晰，美豔動人。

一般來說，艾灸的方法可分為艾炷灸和艾條灸。所謂艾炷灸，就是用艾絨或艾粉做成圓錐形放於穴位上進行施灸的方法；艾條就是將艾葉捲成像香菸一樣的捲狀來進行施灸的方法。艾炷灸法有直接灸、隔薑灸、隔蒜灸、隔鹽灸、隔附子灸；艾條灸則有溫和灸、雀啄灸、迴旋灸、溫針灸等幾種。小范臉上的雀斑，是因為腎陽蒸騰氣化失常導致臉上色素沉著而產生的，宜用艾條溫和的灸法慢慢幫助身體扶陽固正，使氣血通暢，則色素自然消退了。

躺下，保持身體平正舒適，對其太溪穴（內踝尖與腳跟腱之間的凹陷處）進行溫和的艾條灸法，有除面黑、抗衰老和面部除皺的功效。用艾條燃著的一端靠近太溪穴位進行熏烤，距離皮膚二、三公分，同時用食指、中指置於施灸穴位兩側，感知皮膚局部受熱的程度。大概十五分鐘後，穴位處出現紅暈濕潤感，直到覺得艾灸的穴位處發燙時，停止給該兩處穴施灸。

此時問小范的反應，小范驚訝地說，老師您這艾灸的方法真是神了，一炷灸完，身體便有了感覺，渾身舒暢了不少，臉上開始發熱。再看小范的臉色，果然開始泛起一些紅暈。給小范解釋道，由於艾葉燃燒時熱力溫和，氣味芳香，能滲透皮膚，直達人體脈絡深部，通過經絡的傳導，可將艾葉及藥物的藥性直接作用於臟腑。艾灸腎經上的太溪穴，便等於直接在腎經上施藥，通過腎經傳導到達腎臟，收到壯腎、強腎陽的效果，進而補益腎氣，改善身體水濕停滯的狀況，有效地根治臉上的痘痘。

此外，人體的任脈行於腹部正中，多次與足少陰腎經交會，腎屬於足少陰經，因此腎與任脈關係密切。唐代名醫楊玄操說：「任者妊也，此是人之生養之本。」意思說任脈是生育、生殖之本和生長之本。而腎為先天之本，主生殖，它們在生理上相互聯繫，功能上相互影響，因此常艾灸足三里穴，也可對腎產生治療作用。

接下來，翻轉過身體，用隔附子灸法艾灸小范的腎俞穴。腎俞穴在腰椎兩側，與腎臟直接相連，且對人體的任、衝二脈都有聯繫，對於消除小范因腎陽虛引起的氣機阻滯、臟腑功能失調而致的面部有黃褐斑有好的療效。拿一個熟附子做成的艾餅（熟附子切細研成末，用黃酒調和做成直徑約三公分、厚約〇．八公分的艾餅），中間用針穿數孔，上置艾炷，放在腎俞穴位上燃灸。當小范感到灼熱時，將艾炷稍往上提一提，再重新放下，這樣反覆進行，當艾炷燃到三炷半時，小范開始覺得發燙難受，這才停止施灸。

命門穴在腰部的第十四脊椎的棘突之間。命門穴與人體健康關係密切，艾灸命門穴可補益腎氣、利水消腫，很好地消除臉上的痘痘。取新鮮生薑一塊，切成〇．二至〇．三公分厚薄均勻的薑片，中間用針穿刺一些小孔，上面放艾炷，置於應灸的命門穴位點燃施灸，其方法則和前面兩處一樣。

其實，人體的美容穴位有很多，如承泣穴、百會穴、足三里穴、曲池穴、三陰交穴等。可每次選取二、三個穴位，於睡覺之前施灸，時間為二至三分鐘，以施灸部位出現紅暈為適度。

過了一段時間，有一天在路上迎面碰見一個漂亮的女孩子，隔老遠就熱情地打招呼，原來就是前不久來就診的小范，但是眼前的這個姑娘，皮膚白皙光滑細膩，精神高昂，哪還是一個月前那個臉色灰暗，痘痘、黃褐斑橫生的女孩呀！

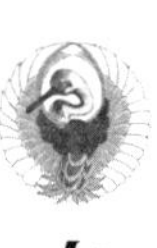

女人護好自己的「後花園」，呵護腎陽人才美

卵巢、子宮等臍下三寸之地，維持女性一生的經、胎、產生理功能，調節、體現著女性的第二性徵。如果把女人的一生比作一朵由含苞欲放、絢麗綻放到凋謝的花朵，那麼，卵巢和子宮就是培育女人花的「後花園」，是促使女性健康走過生命歷程的物質基礎。女人要護好自己的「後花園」，呵護腎陽，才能使自己變得健康、自信而魅力四射。

明眸皓齒，膚若柔荑，身體勻稱，自內而外煥發出一種健康而自然氣質的女人是漂亮的，像花兒綻放在人間，必定處處留香。但你可知道，「女人花」的盛放，需要有一處豐沃的土地，而這個沃土就來自於自身內在的「修為」——呵護腎陽。

在人體中，腎通過任、督、衝三脈與胞宮相連。腎五行屬水，居下焦，有調節水液代謝的作用，人體代謝後的水液和糟粕通過下焦排出體外。腎，「其華在髮」，腎氣充足，則頭髮烏黑亮麗，有光澤；腎主二陰，司二便，腎氣的開闔正常，使人的排泄正常，及時將廢物排出體外，使人體不受污濁之物損害。中醫認為，腎藏精，腎精又為氣血之本，為女性的懷孕、月經等提供物質基礎。因此女性若腎陽虛損，衝任不固，不能制約經血，會造成月經失調、崩漏等婦科疾病，自然女性的容顏也會跟著受損。

作為一名中醫專家，日常坐診時常常會碰到女性患者一些不宜給人說的難言之隱。陳女士就是其中的一位。那天她一來就抱怨：臉上的色斑不知道什麼時候又多了，痛經，脾氣暴躁，最近又發胖了，腰腹部脂肪堆積，身體比例嚴重失調……聽完陳女士的陳述，再觀她氣色，見臉色蠟黃，皮膚粗糙乾燥，額角、下巴等處還隱隱地有幾顆小痘痘若隱若現，經初步判斷，陳女士應為內分泌失調。

再看陳女士的穿著，正是時下白領女性流行的打扮：單薄的長衣，短短的迷你裙，下面是靴子裏住露出大半截的雙腿。這樣冷的天氣，陳小姐雖然飄逸輕鬆，性格十足，但外面已是數九寒天了，陳小姐卻仍在追求「美麗凍人」的效果，因此「花容失色」也就不足為怪了。

陳小姐頭髮稀疏，掉髮嚴重，因此腎虛應該比較嚴重，可用「黑芝麻何首烏粉」：取黑芝麻二百十克、山藥二百五十克、制何首烏二百五十克，將三者曬乾、炒熟、研為粉末，混合拌勻，裝瓶。每次食用時取二十五克放入鍋內，用溫開水調為稀糊，置火上燉熟食用，每日分二次服食。此方中的黑芝麻性甘、平，歸肝、腎、大腸經，有補肝腎、潤五臟、填腦髓的作用，對於烏髮養顏的效果有口皆碑，尤其適合像陳小姐這樣用腦比較多的人士。從五行上來說，黑在五行中屬水，腎為水臟，因此黑芝麻與腎相符，可補腎。何首烏用來美容養顏，早已被我國古人沿用，它不僅補益精血，且能截瘧解毒、潤腸通便，可以消除體內瘀積，調理氣血。

古人認為，何首烏可調理氣血、平衡陰陽，上至王宮貴族，下至平民百姓都奉何首烏為美容養顏之佳品。《本草正義》中載：「首烏，專入肝腎，補養真陰，性則溫和，皆與下焦封藏之理符合，故能填益精氣，具有陰陽平祕作用。」中醫將外感寒熱的證候歸為上、中、下三焦，其中下焦主要與腎的開闔、膀胱相連，主水液的排泄功用，而何首烏性澀、苦，可固精益氣，平衡體內陰陽，其實也就是通過平衡腎的陰陽之氣，促使氣血平衡，達到美容養顏的效果。

說到何首烏的來歷，還有一個美麗傳說。據傳在唐代時，有一位叫何田兒的女子，素日體弱多病，一直無法生育，因此直到五十歲仍無子嗣。有一天，何田兒偶爾在田野中發現兩株長得很奇怪的樹，兩樹相隔三尺，枝葉藤蔓相交。何田兒把它們連根掘出，帶回家裡，遍示左右都無人能識得此為何物。有人開玩笑地勸她，不妨就把它當天賜神藥，治一治這年長無子的病。何田兒於是把它切碎，每日服用少量。說也奇怪，連服數日後，何田兒開始覺得身體輕鬆了許多，以前的舊疾都不見了。繼續服用一段時間後，原來發白的頭髮也都變黑了。最神奇的是，之後竟然連生幾個子女，從此她改名能嗣，活到一百多歲。後人就叫這種奇怪的樹為「何首烏」。

此後，何首烏被很多人用來做女性保健美容的佳品。如婦女產後便祕，可用何首烏十五克，生地黃、麥冬、玄參各十二克，和水煎藥取汁，去除藥渣，與大米、紅糖煮粥食用，有生津通便的功效。身體肥胖用生何首烏、山楂各十五克，用沙鍋煎汁去渣，用搗碎的核桃仁、山楂去核與大米及適量水入鍋中煮粥，熟後食用，有降脂減肥功效。或月經過少，用何首烏、黃耆各二十克，烏雞一隻，食鹽、黃酒、薑片各適量。

此外，還可多吃些對女性有益的補腎食品，如山藥、干貝、鱸魚、栗子、枸杞子等。

一個月以後，陳小姐的電話裡傳來了她優雅自信的聲音。自從服何首烏後，便覺身體輕鬆，脾氣也變好了，心情輕鬆，面色也很快好轉起來。看來，女人對自己「後花園」的呵護，還真不是一件簡單的事。

第九章

疾病生，不求人，增補腎陽，百病從此不上身

腎陽對身體疾病的關鍵作用，就好比樹根對樹的作用，身體的各臟腑均依賴腎陽的溫煦，樹枝、樹葉、樹幹依賴於樹根輸送養料，因此增補腎陽是預防疾病的關鍵。

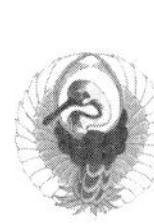

腎陽是人體疾病善惡轉化的關鍵

腎陽是身體的救世主，對身體有著「有陽則生，無陽則死」的重要作用，也就是說，人的身體在生病的狀態下，腎陽充足與否，是身體疾病善惡轉化的關鍵。

腎陽對身體疾病的關鍵作用，就好比樹根對樹的作用，身體的各臟腑均依賴腎陽的溫煦，樹枝、樹葉、樹幹依賴樹根輸送養料，腎陽是人體這棵生命之樹病老枯萎的關鍵。

因此當我們患病的時候，如果懂得腎陽是身體之本，明白維護身體的真元是我們身體疾病善惡轉化的關鍵，就能知道疾病的根源在哪兒，從而辨證施治，對症調理，這就是「一元在而萬象生，一元損而皆損」的道理。

曾有一個患者，他的治病經歷就充分體現了腎陽對身體疾病善惡轉化的關鍵作用。

趙先生來診病時，只見他頭髮亂蓬蓬堆在頭上，像一團枯草；嘴歪斜，流涎不止；面色蒼白，水腫，舌苔白膩，一問，原來趙先生因為中風多年臥病在床，身體陽氣消耗殆盡，陰寒之氣侵入體內，身體已經極度虛弱，腎陽損耗將盡，急需回陽救逆、化氣行水。

請趙先生坐下後，開始耐心和他交談，詳細地詢問平日的一些病情。最後，並沒按照一般中風的治療法，開一些祛風化痰的方子，而決定給他開一些補腎陽的藥方，幫助扶其真元，正元固本，驅除內邪外邪。從正元固本下手，未治邪而實則治邪，未治風而實則祛風。

為什麼要這樣做呢？因為人的身體中，腎陽是身體立命之本。中醫專家鄭欽安在他的《醫理真傳》中寫道，「萬病皆損於陽氣」，「陽氣無傷，百病自然不作」，「有陽則生，無陽則死」。這些話的意思是說，人之所以生病，就是因為身體陽氣受損，如果陽氣保護得好，元氣充沛，疾病自然無法入侵。身體裡陽氣存在，生命就能得以維持，一旦陽氣消失了，人的生命也就完結了。人之所以不死，全靠先天一點真氣維護，而人的先天元氣來源於腎。俗話說，久病傷元氣，要治病，先補元氣，其實就是補腎陽。

給趙先生開了一些腎氣丸，囑咐他用桂枝防風湯（嫩桂枝四．五克、杭白芍六克、北防風四．五克、炙甘草三克）送服。腎氣丸由熟地黃、山藥、山茱萸、茯苓、澤瀉、牡丹皮、桂枝、附子（炮）組成。腎氣丸中的熟地黃甘溫補腎，山茱萸、山藥補益肝脾，三藥合用，補腎養肝益脾，配以附子、桂枝溫腎助陽；再用澤瀉、茯苓、牡丹皮通泄肝、脾、腎三臟之濁氣。全方溫而不燥，滋而不膩，著重在溫化腎氣。桂枝防風湯有疏風解肌、調和營衛的作用，用桂枝防風湯發散趙先生體表的風寒，煎湯送服腎氣丸，以達溫腎助陽解表之目的。

半年後，趙先生再來複診時，面色轉好，水腫消退了。趙先生說自從服藥一、二個月後，食欲大增，四肢開始溫暖，精神也日漸好轉。三、四個月後，可以自己拄著拐杖緩慢移步了。大概半年後，可丟掉拐杖獨立行走。

為了幫趙先生身體徹底恢復元氣，我讓他多食用「板栗燉烏骨雞」：取鮮板栗十枚，烏骨母雞一隻。鮮板栗去殼取栗仁備用，烏骨雞褪毛，去除內臟，洗淨晾乾；將烏骨雞、板栗仁同入沙鍋中，加清水沒過雞與栗，放一塊生薑入水中，加蓋，文火燜二小時；起鍋加少量食鹽，即可食用。

如果把疾病病情的沉重比作身體的嚴冬的話，那麼板栗燉烏骨雞絕對是嚴冬中的一片暖陽。為什麼這樣說呢？烏骨雞性甘平，入肺、腎經，可以滋陰益氣，能雙補肺腎。《本草綱目》中指出：栗治腎虛，腰腿無力，能通腎益氣，厚腸胃也。而板栗則味甜性溫，有和胃健脾功效，同時補腎強筋。唐代醫藥學家孫思邈在《備急千金要方・食治》中補充介紹說：「板栗生食之，可治腰腳不遂。」兩種食物同用，秋時補肺，亦可為冬季補腎做好準備。

需要注意的是，吃板栗一次不能超過五個。生吃太多不易消化，熟吃太多容易滯氣，如果有糖尿病則更不宜多吃了，因為板栗的含糖量是非常高的。

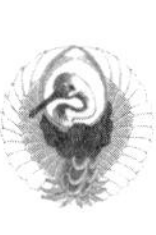

「上工不治已病治未病」，補足腎陽預防疾病

「不治已病治未病」表明了「預防」是中醫養生的一個重要原則。而腎陽對疾病善惡轉化的關鍵作用，決定了我們可以通過補足腎陽來達到預防疾病的目的。

中醫治病提倡三種境界，那就是上醫、中醫、下醫。所謂上醫，就是指不治已病治未病，即在身體陰陽、氣血、臟腑、營衛出現不平衡狀態，但還未出現明顯可查的病症的時候及時處理，防止身體由「小疾」過渡到「重病」。

在人體中，腎主精血，而人體是由精、氣、神維持的，在這三者中腎精是物質基礎，如果腎精不足、腎陽虛衰會使身體元氣不足，抵抗力下降，易於疾病乘虛而入。只有腎陽充足，才能增強身體抵抗力，在疾病未來之前將之擋在門外。

上次去參加了一次同學聚會，老同學分別多年，乍聚一起，大家興奮之餘，一陣嘻嘻哈哈後，免不了互相尋長問短一番。當年我們眼中令人羨慕的兩位班花，如今竟然是天壤之別。A同學頭髮脫落嚴重，眼瞼浮腫，面色泛黑，整個身體變得肥胖臃腫；B同學卻仍然面如桃花，風韻不減當年。

閒聊中得知，A同學這些年一直過得不如意。自己沒工作後，靠老公一點微薄的薪水維持一家的開支，還要負擔孩子上學，日子過得緊巴巴的。A同學經常憂心忡忡，時不時地擔心這、擔心那。經檢查後發現她屬於脾腎兩虛。據她自己說，現在非常怕冷，時有腹脹，大便不成形，周身略有水腫，她自己也時常吃些中藥，都於事無補，精神越加委靡不振。生活的不如意讓她一直無法釋懷，總是情緒低沉，加上對生活的擔憂時時縈繞心頭，導致嚴重的脾腎陽虛。恐傷腎，擔憂、恐懼的情緒鬱結在心，沒有排解，憂思傷脾，脾虛導致消化不良，影響腎氣的生發。雙重壓力之下，腎氣必然急劇衰退。因此，她身上才會出現這麼多的症狀。這些應該是腎陽不足，引起脾胃運化功能減退及水液代謝失調。

根源找到了，就要補一補她的腎陽。對於腎陽虛的人來說，羊肉羹和核桃炒韭菜不失為最好的食療方，我還給她介紹了一款較經濟實用的補腎陽菜「蘿蔔絲燉青蝦」：青蝦七百五十克，青蘿蔔三百克，香菜三十克，鹽四克，料酒四克，胡椒粉三克，花生油二十毫升，大蔥五克，薑四克。將蔥切花，薑切絲；青蝦去鬚去腿，洗淨；青蘿蔔洗淨切絲；放清水燉熟，即可食用。

這款菜肉質鮮嫩，湯汁濃厚，美味可口，可以作為一款常吃的家常菜，具有溫腎補陽、健脾開胃、調理營養不良之效，蘿蔔生通熟補，只有熟後沒有祛痰之效。

《本草綱目》載：「蝦性甘，溫，有小毒。入肝，腎經，補腎壯陽，通乳，托毒。治陽痿，乳汁不下，丹毒，癰疽，臁瘡。」《中華本草》載：「蘿蔔微苦，性涼。入脾經，利水消腫；活血祛瘀，主水腫。」兩種食物長期食用，可使人開胃、健脾、補腎陽。

需要注意的是，蝦忌與一些水果同吃。服用人參、西洋參時也不要同時生吃蘿蔔，以免減弱人參的補氣作用。服用補藥和中藥白朮、牡丹皮時，亦不宜服用香菜，以免降低補藥的療效。

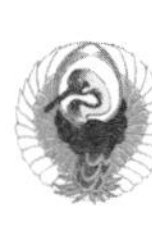

牙齒不好，咀嚼、叩齒強腎固陽是關鍵

中醫認為「齒為骨之餘」，牙齒和骨骼的營養都來源於腎臟的精氣所化。牙齒鬆動、脫落或發黑，反映了腎虛、腎氣不足。咀嚼、叩齒就是給牙齒做運動，能達到強腎固陽的效果。

俗話說得好：「牙好，身體好，吃什麼都覺得香。」很多時候，牙齒潔白、堅固並不只是漂亮的問題，還與身體健康關係密切。

中醫認為「齒為骨之餘」，牙齒是骨骼的一部分，就像骨骼一樣，牙齒也來源於腎精所化生。因此，腎強則牙齒堅固、瑩白，腎虛則牙齒鬆動、脫落、黑黃，腎陽的盛衰直接影響骨骼、牙齒的生長、營養、功能。因此，當我們的牙齒有鬆動、脫落、黑黃的現象時，可以多咀嚼、多做做叩齒運動，鍛煉鍛煉骨骼，進而等於是給腎做鍛煉，腎被帶動得到鍛煉，腎陽充足了，牙齒也會強健。在這裡，腎陽功能強是牙齒堅固的基礎。

常言道：「清晨叩齒三十六，到老牙齒不會落。」清晨起床叩齒三十六下，即使到老年的時候也能保持齒強體健，身體硬朗。據說宋代著名的散文大家、詞作家蘇軾就十分推崇叩齒健身的道理，他在自己的文章中寫道：「一過半夜，披上上衣面朝東南，盤腿而坐，叩齒三十六下，當會神清氣爽。」半夜之後，正是萬籟寂靜的時候，披衣起身，面向東南方向，盤腿而坐，叩齒三十六下，會讓人感覺到神清氣爽。不僅是蘇軾，歷史上的長壽皇帝乾隆，也曾把自己的長壽祕訣告知天下：齒宜長叩。看來乾隆皇帝也是個深諳養生之道的人。英雄所見略同，遠在梁武帝時代的醫學大家陶弘景，也把叩齒作為主要的養生方法。無數的先賢，都在告訴後人叩齒的諸般好處，比如強筋健骨，比如精神爽快，比如涵養腎精等，他們的養生經驗是值得我們學習的。生活在快節奏的現代社會人，也不妨跟隨那些聖賢先哲們行動起來，每天清早，當你睜開眼時，做做叩齒運動，這花不了多少時間，並且很容易做到，但對身體的好處卻是不言而喻的。

叩齒的方法有三種：或輕叩，或重叩，或輕重交替。叩時靜心凝慮，嘴唇自然閉合，先叩臼齒三十六下，再叩門牙三十六下，然後交錯叩臼齒和門牙三十六下，最後用舌頭舔牙周三五圈即可結束。整個過程花費不過二分鐘時間，即可收到強身健體之效果。當然，如果你有心，也可多叩些時間。

叩齒結束後，可用舌頭在口腔內緊貼下上牙床、牙面循行攪動一圈，攪動時需用力柔和自然，按先上後下，先內後外的秩序，攪動三十六次。中醫把這叫做「赤龍攪天池」，可起到按摩齒齦、改善局部血液循環、增加牙齦供血的作用。攪動時，會產生唾液，中醫上把它叫做「金津」，用唾液含漱鼓腮數次，最後分三次把咽津徐徐嚥下。唾液具有很強的消毒殺菌能力，能有效地殺死食物中的致癌物質。同時，唾液中含有一種能使人保持年輕的激素，可以強化人的肌肉、骨骼、軟骨、牙齒活力。因此，自古以來，唾液被稱為「生命之液」。在此提醒一下，每天早上醒來時，把唾液吞下，也對身體有很好的保健作用。

現代人飲食講究精、細，使牙齒的咀嚼功能越來越少得到鍛煉，常叩齒可彌補這方面的不足。此外，我們平時應該多吃一些粗糧，多咀嚼，既補充身體的原始營養，又等於在用齒強腎，還能起到抗衰老的作用。下面介紹一個強腎固齒的日常菜譜「荔枝燒羊肉」——羊肉四百克，去核荔枝一百克，太白粉、食用油、醋、細鹽、料酒、白糖、香油各適量。將羊肉洗淨，切成四方小塊，用太白粉拌勻備用；將鮮荔枝切成兩半；起熱鍋，加入食用油（可多加些），待油燒至六成熱時，將羊肉一塊一塊下鍋炸成金黃色撈出；倒出餘油，鍋中加清水、白糖、醋、細鹽、料酒，燒開後倒入荔枝及羊肉，炒勻，淋上少許香油，裝盤即可。

中醫學認為，羊肉味甘、鹹，性熱，有補中益氣、安心止痛、固腎壯陽等功效，可用於治療陽痿、性冷淡、腎虛腰痛、產後腹中冷痛及四肢無力等症。《本草綱目》曾這樣記載：「羊肉補中益氣，味甘，性大熱。」這道菜外酥裡嫩，味道鮮美，有生津和胃、補氣益血之功效，對於病後體虛、五更泄瀉、四肢不溫有治療效果。

除了上面提到的這些，我們平時還應注意口腔衛生，每天刷兩次牙，多用清水漱口，多吃些天然穀物，多咀嚼，這些都有助於牙齒的健美。

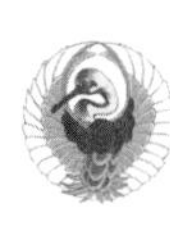

腎陽虛才肥胖，想瘦先從溫補腎陽開始

腎陽虛會導致身體水分囤積。肥胖的人，身體裡大部分是沒有排出的水分，只有少部分是脂肪。因此，要想瘦，應從溫補腎陽、調節身體水濕環境開始。

《紅樓夢》中的賈寶玉說，「我見了女人就清爽，見了男人就覺得濁臭逼人」。人體內也有清和濁區分，究竟何為「清」，何為「濁」？中醫認為，食物經消化後被人體吸收的營養物質為清，被排出體外的為濁。

通過氣化作用，腎將體液中的清者上揚至肺。由肺散布周身，加以吸收利用；而將吸收利用過後的廢物變成尿液，由脾下輸膀胱，從尿道排出體外，循環往復，維持人體的水液代謝平衡。

清代醫家沈金鰲說：「人之肥者氣必虛。」肥胖的人多半都會氣虛。所謂氣虛，就是指腎氣不夠，使肺、脾等臟腑的正常功能受阻，使清者不能被正常地吸收利用；濁者不能被正常地排出體外，導致濁物滯留在身體裡面而引起肥胖。可見，腎的氣化作用不足導致臟腑器官功能失調、水穀不化，是產生肥胖的一個原因。

有一位女士最近在網上發帖，說自己手腳冰涼，一冬天都沒有熱呼過；呼吸憋悶，渾身無力，舌苔發白；月經顏色時紅時暗，綿延時間長……這位女士又說自己尚未生育，但這一兩年明顯胖了很多。愛美是女性的天性，為此她很焦急，希望哪位中醫高人能給她開個藥方，幫她減減肥。

她的帖子後面還有一長串的跟帖，議論七嘴八舌，建議五花八門，也有幾個說得比較到位的，但大多數都是一些無關痛癢的「擦邊球」，有的跟帖者乾脆在上面灌水，亂發一通議論。發帖的這位女士，手腳發涼、呼吸憋悶、渾身無力等，這些都與腎陽虛的症狀相符，又突然地無緣無故發胖，明顯是腎陽虛型肥胖。產生原因是腎陽氣化不足，脾、肺功能受損，不能將吃到身體裡去的水穀精微吸收，其他臟腑得不到營養的補充，一方面是未被身體吸收的營養堆積，一方面人體臟腑因為營養缺乏而影響正常功能，因而導致體態虛胖。

因此，根據這位女士的病症，總體原則應當溫補腎陽，以振奮腎陽之氣。中醫溫補腎陽的方子以金匱腎氣丸為佳，內含肉桂、附子、熟地黃、山茱萸、山藥、澤瀉、牡丹皮、茯苓八味中藥。其中山茱萸具有補腎肝、澀精氣、固虛脫等作用，而澤瀉則有利水祛濕功能，目前比較流行的減肥藥中一般都含有這兩種物品。

現代人以瘦為美，那些具有「骨感」的電影明星成了老百姓紛紛效仿的對象，減肥成風，瘦行當道，這並不是好現象。現代人要想瘦、要減肥，還要在日常生活上注意給自己減壓，多吃一些可以補納腎氣的食品，如鴨肉、鵝肉、兔肉、魚類等。在此推薦一款日常菜「醬油巴戟蟹」。材料：巴戟天十克、蟹四隻（五百克）、料酒十克、薑十克、蔥十克、醬油二十克、鹽五克、素油五十克。做法：將巴戟天去內梗，洗淨，切二公分長的段，加水煮十五分鐘，去藥渣，留汁液；醬油、蔥粒拌勻，裝在小碟內。將蟹入鍋，與巴戟天水同放鍋內，再加清水少許，用中火煮三十分鐘，撈起，揭開蟹蓋，把每隻蟹剁成四塊，再將蟹蓋蓋上，連同醬油碟同時上桌即成。每日一次，既可單食，又可佐餐。中醫認為，螃蟹有清熱解毒、補骨添髓、養筋活血、通經絡、利肢節、續絕傷、滋肝陰、充胃液之功效；巴戟天又名雞腸風，以根供藥用，為強壯劑，有補腎壯陽、強筋骨、祛風濕的功效。

這款菜色彩鮮豔，醬香與蟹香盈鼻，味道清爽，具有滋補肝腎、壯陽益精的作用，適用於陽痿、滑精、女子子宮寒冷等症。對於喜歡美食而又想要減肥的人來說，也可以一飽口福。

在為減肥美食大快朵頤之餘，還可以試試中醫的經絡按摩方法來減肥。通過疏通經絡、調理氣血來調整身體的陰陽平衡，加快新陳代謝，分解多餘脂肪，達到減肥效果。

下面介紹一種經絡按摩減肥的方法，叫做「循經摩擦拍打去脂法」。

1. 用鬃毛刷、毛巾或者手掌在身體脂肪積聚處不限時間摩擦，隨時進行。

2. 用毛刷或手掌沿足少陰腎經（大小腿內側至足心部位）來回做五次螺旋狀摩擦，再由小腹向胸部沿腎經支脈循行部位摩擦。支脈循行線由會陰上經腹（正中線旁開一．五公分），走胸（正中線旁開二公分），止於俞府穴。

3. 將左手甩到身體背後用手背拍打右肩十次，再用右手背拍打左肩十次；用左手從右臂內側拍打至頸部十次，再用右手拍打左臂內側至頸部十次，可消除肩臂部脂肪。

4. 用左手握、捻右肩、臂脂肪豐滿處十次，再用右手握、捻左側十次，然後向前、向後旋轉雙肩各十次，可消除肩臂部脂肪。

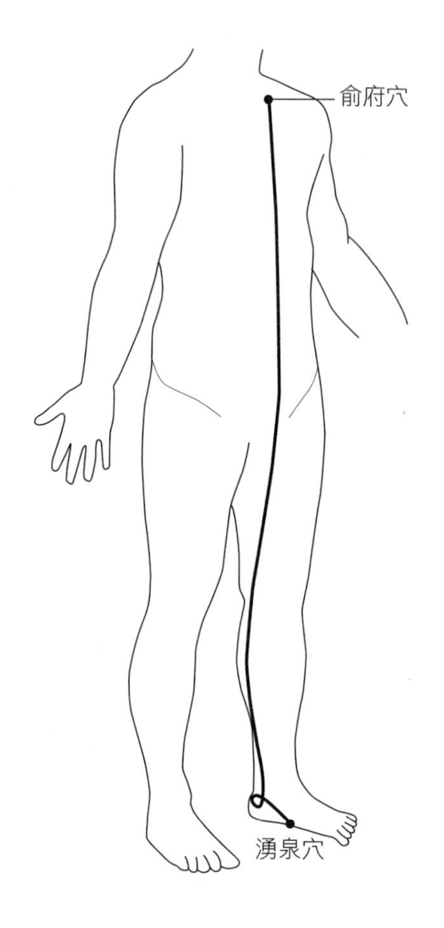

圖十四　足少陰腎經圖

這種採用循經摩擦、拍打、握捻手足肩臂脂肪堆積處皮膚的方法，比較適合於呼吸短促、多汗、腹脹、下肢水腫等單純性肥胖病人。

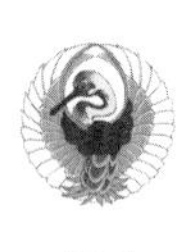

「三高」可通過刺激腎經來防治

血液脂類物質沉澱，血管壁增厚，使血流不暢，血壓升高而形成三高。刺激腎經中的湧泉穴，可使氣血下行匯聚於腎，氣血受統攝於腎，則氣血暢，血壓穩。

三高，即「高血脂」、「高血糖」、「高血壓」，是指人體血液中含有過多的脂肪、糖分或血壓過高。「三高」已經越來越成為危及現代人生命健康的重要因素，人們對於三高的恐懼，主要是因為它可能會影響心、腦、腎的正常功能，產生心、腦、血管疾病，重者危及生命。

中醫認為，氣血是在人體的經脈內流動，而氣血來源於儲藏在腎中的水穀精微的化生，如果腎陽不足，氣血不足，在經絡血管內無法暢行，血流受阻，就會形成血瘀、血滯，進而使血液濃度升高，形成高血壓、高血脂、高血糖等三高症狀。而腎為人體脈絡聚集之所，人體中的腎經脈線上共有二十七個穴位，刺激腎經上的穴位，等於是給腎做運動按摩，促使腎陽恢復，能起到活血化瘀的作用，因而可以求得病症的改善。

小劉是個大胖子，用大家的話來講，就是油光滿面、富態的那種。小劉家平時的飲食就很講究，精烹細調，但他們家有一個特點，不喜歡吃蔬菜，用小劉的話來講，一天不吃葷就覺得發暈，看來小劉家人就是現在所謂標準的「食肉族」。可是這樣大魚大肉的飲食習慣很快就給他們的身體血液平衡敲響了警鐘——每過一段時間便自覺腰膝酸軟、氣短乏力。

小劉百思不得其解，按說自己的生活水準也不差，為什麼還會出現這種情況呢？一開始他還以為是營養不足的原因，因此就挑一些人參什麼的自認為見效快、對身體有補益作用的補品來吃，可補品沒少吃，卻還是覺得嗜睡乏力，平時上班也常覺耳鳴、頭暈，腦子也暈沉沉的，思維不清晰，而小劉的工作恰好是很費腦子的那種，為此，小劉深感擔憂，長此下去，如何堅持工作？

因此小劉過來詢問。聽了他的敘述後，問他是不是耳鳴、頭暈的症狀比較嚴重。小劉連連點頭，說他每天清早睜開眼一醒來都會覺得耳朵裡嗡嗡作響，起床時好幾次都發生差點暈倒的情況。說完小劉直了直身，下意識地用手扶了扶腰，然後有點難為情地告訴我，最近還老覺得腰膝酸軟，腰痛。問他：「看東西清楚嗎？」他說：「嗯，有點兒模糊，尤其是每天下班從辦公桌抬起頭，隔著兩個位置的人都看不清楚。走出辦公樓，感覺眼前白花花一片。」

從小劉的症狀來判斷，似乎和血液有關，對此小劉半信半疑，說血液有問題，那不是很嚴重？於是建議小劉最好先去醫院化驗一下血液。一個星期後，小劉帶著一張化驗單，憂心忡忡地來我這裡，果然不出所料，上面赫然寫著高血壓、高血糖、高三酸甘油酯的「三高」結果。

不過還好病情並不嚴重，結合小劉以前說的症狀，經常覺得腰膝酸冷、渾身乏力、虛喘氣短症狀，記憶力下降，尤其這兩年明顯發胖，他應該屬於「三高」引發的腎陽虛是無疑的了。中醫認為，腎開竅於耳，耳的聽覺能力依賴於腎精的充養，腎精充足，則聽力敏銳，腎精不足，則會出現耳鳴的狀況；同樣，腎有司開闔的作用，開時，水液得以排出；闔時使肌體需要的水液在體內積留。如果腎的司開闔作用失常，使水液在體內滯留，就會影響其他臟腑的正常功能，使廢物在血管裡堆積，阻塞血液正常流動，因而形成「三高」。

經這麼一分析，他開始著急了，催著趕緊出出主意、想想辦法。辦法當然是有的，比如對腎經上的湧泉穴進行適當的按摩刺激，就能很好地防治「三高」。

湧泉穴是腎經的首穴。腎經又稱足少陰腎經，它從足小指下面開始，斜行通過足心（湧泉穴），從舟骨粗隆之下引出，沿著腳內踝後緣分出入足跟，向上沿小腿內側後緣，至膝部內側，上股內側後緣入脊內（長強穴），穿過脊柱，屬腎，絡膀胱。

我們平時經常聽人說，每晚睡覺前搓腳心會對身體有好處，其實搓腳心就是搓湧泉穴，在睡前用熱水泡腳後，用左手握住左腳背前部，用右手沿腳心上下搓一百次，直到腳心發熱為止，再換用左手搓右腳腳心，搓的力度以自己舒適為宜。這個腳心，其實就是足少陰腎經中的湧泉穴。這樣做能強筋健骨，使身體虛火下行。有一點需要注意，如果按摩湧泉穴時像按摩在海綿墊上，軟弱無力，說明腎氣很虛，這時一般的按摩可能起不了多少作用，可以用艾灸腎經的方法，通過發熱把氣血引到腎臟上來。但總的來說，由於各人體質的不同，「三高」有許多不同的情況，但我這裡有一個萬能鑰匙，進行金雞獨立，即用一隻腳站立，將身體的氣血引到湧泉穴上，這種方法適合於任何體質的人。

另外，要馬上停服人參，因為人參並不適合像小劉這樣腎虛比較嚴重的情況。為什麼呢？如果人體腎精虧損，再吃人參，就會使本精更加虛失，適得其反。因此我建議小劉不妨吃點三七粉，三七粉可以活血而不破氣。但要注意的是，三七粉也不可多服，因為三七外面的顏色為青，裡面的顏色是黃，青入肝，黃入脾胃，根據中醫五臟對應五色的理論，與肝、脾相對應的三七對身體有益氣統血作用。吃法上，三七粉以三克為準，服用三七粉過多有可能會引起血液凝固。因此，服法應為少量多次，應堅持服用，就像腎陽對身體的溫煦作用一樣，化除血液雜質也是一個緩慢化解的過程，不能因為吃了幾次血壓還沒降下來就喪失信心了，具體可以每天早、晚各服用三克，像沖茶一樣泡著喝。

小劉回去服用三劑後，跑來說頭暈的症狀比以前明顯減輕了，晚上睡覺也踏實了。於是又在小劉的方中加黃精十克、昆布十克，按比例調配三個月的量，讓他每天服食二十克，間或服用水蛭，並告訴他服中藥期間不需服用西藥。三個月後小劉去醫院查了一下血液指標，顯示正常了，再服用一年後，小劉的血壓一直保持穩定，沒有再升高過。

通過刺激腎經來防治「三高」，是在病後就醫，雖然能達到很好的效果，算是為時未晚，但更重要的是，需要我們在日常生活中多加注意。飲食上少食含糖、脂肪多的食品，多食新鮮瓜果、蔬菜；起居方面作息規律，多鍛煉身體。總之，必須養成健康的生活習慣，才能有效地預防「三高」。

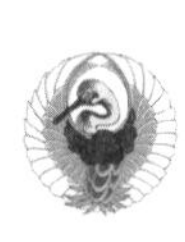

口腔潰瘍，吳茱萸粉與湧泉穴完美結合，補腎陽且治本

吳茱萸粉有溫中、止痛、理氣、燥濕的功效，湧泉穴位於足底，是人體元陽匯聚之地。吳茱萸粉與湧泉穴內外合治，可以調理陰陽氣血，引火歸源，有效地治療口腔潰瘍。

口腔潰瘍，說得通俗點，就是「口瘡」。口裡生瘡，主要表現為口腔上火，口腔內部受細菌的感染而形成潰瘍面，出現從米粒到黃豆大小，形狀呈圓形的凹面，吃東西時一碰就疼痛難忍。

雖然具體原因比較複雜，但口腔潰瘍的主要原因大多與身體免疫力低有關。腎陽不足會使整個身體臟腑功能失調，免疫力下降，體內環境隨外界環境變化而調整反應速度慢，病菌乘虛而入，而口腔是呼吸的通道，與心脈相連，如果陰虛火旺，虛火上行，加之口腔環境潮濕，常常有細菌滯留，容易被感染而形成潰瘍面。

患者田小姐從小就患口腔潰瘍，每次發作時，先是有小小的紅點，過幾天變成二、三公釐寬、凹陷狀的淺潰瘍，有時候還在口腔兩邊對稱出現，疼痛難忍。最近幾個月來，甚至開始出現嘴唇發腫、發麻的情況了，讓原本對這個問題不太在意的田小姐開始重視起來。其實，時間長了，田小姐自己總結出一個規律來，每當一段時期覺得壓力大、精神緊張或有感冒症狀時，口腔潰瘍便會發作。因為工作比較忙，田小姐總是含幾片西瓜霜或華素片應付過去，但一直不能根治這個老毛病。

今年春節，田小姐回家休假，親戚中有個從事中醫的表叔也來了。這個表叔平時比較忙，田小姐不想因為口腔疼痛這樣的小問題去叨擾他老人家，難得這幾天有空，田小姐便有機會向表叔討一個治口腔潰瘍的方子。

表叔素知田小姐的奶奶也曾有過嚴重的口腔潰瘍，因此對於田小姐的求診倒是不感意外。看著有些鬱悶的侄女，表叔問了問田小姐還有沒有其他什麼不適的地方。田小姐如實相告：口苦口臭，心煩急躁，有時還便祕。於是表叔又觀察了一下田小姐的舌苔，發現舌紅苔黃，這是身體虛弱的表現。

知道了病因，田小姐心裡疑惑解了一半，但最關心的是如何根治這個口腔潰瘍的疾病。田小姐問表叔有什麼治療口腔潰瘍的好方法，表叔咧嘴一笑說，你那些含西瓜霜、華素片的方法只能暫時緩解一下疼痛，我這裡有一個根本治療口腔潰瘍的方子，操作簡單並且見效明顯。

表叔的方法還真是簡單，就是用吳茱萸粉敷於腎經上的湧泉穴來治療口腔潰瘍。具體方法是：將等量的地龍（蚯蚓）與吳茱萸一起研成細末（或用已研好的吳茱萸粉），用凡士林調成軟膏，用一個瓶子裝好備用。敷藥時取五至六克的藥膏，敷於雙足的湧泉穴（位於足心，在足前部凹陷處，第二、三趾趾縫紋頭端與足跟連線的前三分之一處），用消過毒的紗布固定好，每日換一次藥，直到症狀改善。如果晚上睡前用熱水泡腳後再外敷，效果更佳。

湧泉穴是腎經的起始穴，被稱為「井」穴。何謂「井」穴？就是促使身體的元陽集聚的地方。按摩湧泉穴，能引氣血下行，把四處奔竄的火氣統攝入腎。吳茱萸粉性辛熱，歸肝、腎經，有助陽止瀉及治療口瘡的功效。一般的中西藥店都可買到成袋的吳茱萸粉，也可以自己買回來研磨。

除了用吳茱萸粉貼湧泉穴，表叔還要求田小姐每日晚飯後，用溫開水漱淨口腔，取一勺原汁蜂蜜（非原汁的也可以）敷在潰瘍表面一、二分鐘，然後嚥下，重複二至三次，可連續治療二、三天。蜂蜜性涼、甘而平和，可清熱、解毒，又能改善睡眠，可以輔助治療口腔潰瘍。

田小姐到家後當天晚上便按表叔講的方法操作，第二天潰瘍症狀果然好了許多。

其實，關於用吳茱萸粉治口瘡的方法，中醫古籍上是早有記載的。《本草綱目》上說：「咽喉口舌生瘡者，以茱萸末醋調，貼於足心，移夜便癒。」說的是如果有咽喉、口舌生瘡等毛病，可以用吳茱萸粉調醋，貼於足心湧泉穴，隔夜便能好轉的意思。

當然要告別口腔潰瘍，最重要還是在平時要避免過度疲勞、少食或不食辛辣食物，注意保持心情舒暢，維持生活規律和均衡營養，注意防止便祕，如此才能徹底地跟口腔潰瘍說拜拜。

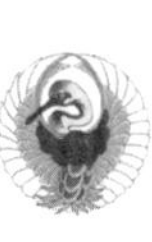

貧血，腎陽與血同補，才是治療的關鍵

中醫認為腎藏精，精生髓，精髓化生血液。血液的生成一方面來源於水穀之精氣，也有腎精髓的化生，同時也需要腎陽的溫煦。因此，補腎陽與補血同時進行，是治療貧血的關鍵。

貧血，中醫稱之為「血虛」、「陰虛」，內在原因，被認為是由於心、肝、脾功能不足、元氣虛弱而致。外部因素，有飲食失調、失血過多或先天稟賦不足引起造血功能受損而形成。一般會出現面色蒼白，身倦無力，心悸氣短等症狀。

出現貧血，首要想到的當然是補血，但血該怎麼補？我們可以通過食療的途徑達到補血的目的，如多食有補血功能的物品，紅棗、黑木耳、紫菜、芝麻、蓮藕等。但其實這些都只是治標不治本的方法。要補血，關鍵是要從根本上改善身體的造血功能，補血的同時，也要補腎陽。

中醫認為，腎藏精，精能生髓，精髓是化生血液的基本物質，因此，腎對身體血液的生成有調節作用。不僅如此，腎陽的溫煦還加強肝、脾對水穀之精微的消化、吸收，形成更多的血液物質基礎。

第一次見到張小姐的人，大概無一例外會驚訝於她膚色的蒼白，大家都說張小姐貧血很厲害。張小姐平時不太喜歡和人說話，有時候如果她伸出手，你還會發現她雙手指甲枯槁，再看看精神，精神萎靡，真讓旁人擔心她會被風吹倒。而據張小姐自己的介紹，頭暈目眩、食欲不振、失眠多夢對她來說是經常的事。由於貧血嚴重，使張小姐看起來像是退回到古代的人物，找不到現代人的一點朝氣和活力。

張小姐素知自己有貧血症狀，平時比較注意食用一些紅棗、花生之類補血的食品，這些似乎對補血都有一些效果，張小姐有時候會覺得精力稍稍恢復一些，但總是沒過多長時間，又回到原來的老樣子。張小姐的母親非常擔心，一次特意從老遠的地方請來一位老中醫為她診病。

這位宋老醫生只是看似隨意地搭了搭張小姐的脈象，又讓張小姐張嘴看了看，見她脈象沉微、舌白少津，多是腎陽虛弱、命門火衰，為陰陽氣血衰微之證。宋醫生認為要根治張小姐的貧血，需先從調理和溫煦臟腑功能入手。張小姐因為年久貧血，腎氣受損，身體各項功能都非常虛弱。因此，宋老醫生先給張小姐開了一劑經典的補血藥方「四物湯」：熟地黃二十克，當歸二十克，白芍十五克，川芎十克。

熟地黃性甘，微溫，歸肝、腎經，可以補血養陰，填精益髓。當歸是被人熟知的補血、調血藥，同時可以調節機體免疫力。據《本草綱目》記載：「當歸調血，為女人要藥。」說明當歸是治療血證的必備藥。清代《本草經百種錄》所說：「當歸為血家必用之藥，實為養血之要品。」貼切地說出當歸對於調理身體氣血的重要作用。而白芍和川芎可補脾胃。

人體的氣血相互化生，氣對於血有推動、溫煦、化生作用；而血對於氣亦有濡養和運載作用，二者關係密切。張小姐貧血，必定氣虛，元氣不足，使臟腑功能衰退，體質虛弱。中醫認為，脾為後天之本，是氣血生化之源，故補氣主要是培補脾胃中氣。而人的先天之精氣，則依賴腎藏精氣，腎為先天之本。因此，氣虛之極，就要從補腎入手。

張小姐的病情，要補氣血兩虛，先在生活調理上用童子雞健補：取童子雞一隻，黃酒、生薑、食鹽、蔥各適量。將雞宰殺，除去內臟和雞毛，洗淨切塊，將雞塊放入汽鍋，並將蔥、生薑、黃酒、食鹽等佐料放入，不需加水，熟後即可食用。童子雞益氣、補精，對於像張小姐這樣體虛者可溫補中氣。

然後，宋先生為張小姐提供一個通過按摩穴位來補腎的方法。腎俞、丹田、湧泉三個穴位是腎經上常用的穴位，按摩這三個穴位，能較好地調節腎陽，使腎陽的溫煦功能加強。其中丹田穴在肚臍下面一寸至二寸的地方；腎俞穴在第二、三腰椎間水平的位置左右兩邊一寸處；湧泉穴在足心凹陷的地方。腎俞和丹田的按摩方法為：將兩手搓熱，用右手中間三指在腎俞和丹田穴處旋轉按摩。湧泉穴則是用右手中間三指按摩左足心，左手中間三指按摩右足心，左右交替按摩直到足心發熱為止。按摩這三個穴位，都能起到健腎固精、養腎生髓的效用。

此外，宋先生用一種「四補益督通脈療法」來調理氣血、平衡陰陽，即用補氣、補腎、補腎陽、補血四個方面的補藥來滋養氣血，疏通經絡。

至於飲食方面，宋先生建議張小姐平時多吃些「蓮子桂圓湯」。具體做法為，取蓮子三十克，桂圓三十克，紅棗二十克，冰糖適量。將蓮子泡發好，將桂圓、紅棗同樣清洗乾淨，一同放入沙鍋，加適量水煮至蓮子酥爛，用冰糖調味即可食用。

此方中蓮子性甘味平，具有補脾止瀉、益精固腎、養生安神之功效；桂圓性味甘，益心脾、補氣血，對於張小姐的失眠、健忘、眩暈有滋養補益作用；而紅棗可以補中益氣、養血安神、緩和藥性。

在宋先生內外兼調、各方兼濟的調理下，一個月後，張小姐的貧血症狀初步有所改善，但正如中醫的調理原則要求的，真正的補益氣血是長時間的事。尤其是女性朋友，每個月一次的月經、生孩子、鬱悶生氣等，會使女性較男性更容易發生氣血虛的情況。因此，平時就應在日常生活中注意控制好自己的情緒，經常按摩足底湧泉穴，增進氣血流通，舒筋活絡，注意飲食營養，多吃羊肉、蝦皮、紅棗、豆類、龍眼肉等補腎養顏、益氣補血的食品。

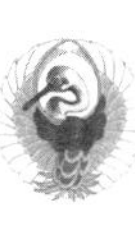

便祕別只顧著找腸道的麻煩，也要查查腎陽是否虛

胃和腸道運化身體的水穀精微物質，但需要腎陽的溫煦和蒸化才能發揮運化功能。因此，如果發生便祕，不僅要在腸道方面找原因，也有可能是腎陽虛的問題。

現代人工作節奏快，尤其辦公室白領經常久坐，注意力高度集中，飲食過於精細，都可能導致便祕。發生便祕的時候，一般都會自然地在腸胃方面找原因，認為便祕是腸道纖維物質和水分過少，腸道乾澀而引起的。其實，這只是導致便祕的眾多因素之一。

中醫認為，脾胃是後天之本，人從飲食中獲得的水穀精微，必須通過脾胃的消化吸收，才能對人體有益。其中脾主運化水濕，但需要腎氣的溫煦蒸化。腎為先天之本，司開闔，腎陽的推動使腸胃保持正常的吸收排泄功能，但也需要脾運化水穀精微的充養。腎與脾相互結合，使人體的新陳代謝維持正常。如果腎陽不足，不能推動脾胃正常運作，就會出現水穀不化、便祕的情況。

莎莎是個時尚愛美的女孩子，一直把苗條的身材視為美麗的資本，可是這段時間莎莎卻發現自己的身材有點走形了，小肚子一天一天突出來，越來越難看，究其原因，原來她最近患上了便祕的毛病。不僅這樣，她還老是感覺口裡有異味，刷幾次牙也不覺異味消失。想一想，莎莎發現已經好幾天沒有便意了，有時候強迫自己排便也覺得非常吃力，好不容易拉出一些粒狀的、顏色呈黑色的東西來，臭氣難聞。

莎莎打量著鏡子中的自己，臉色萎黃，膚色發暗，還隱隱有幾粒小痘痘若隱若現，這對於她來說，可算是一樁痛苦事。

便祕可能算不上什麼大毛病，有時候人們一忙起來會好幾天都忘了上洗手間。一般人也都認為這主要和腸有關係，水分少了，身體發乾，影響廢物的排泄。多喝些水，嚴重點的吃點導瀉藥便可解決。

但這次解決不了問題了，於是莎莎懷疑是不是自己身體還有其他什麼毛病，一次聊天時，把這情況告訴周圍的人，她們勸她最好還是去醫院檢查一下，或者找個老中醫開點藥方，調理調理，莎莎同意了。

中醫的理論認為「脾為後天之本」，脾胃腸道主要負責身體的水穀精微的消化、運轉，而「腎為先天之本」，若腎陽不足，不能溫煦脾陽，或脾陽外虛損及腎陽，就會出現水穀不化、水濕內停、便祕的情況。

老中醫給莎莎兩包分量相同的藥包，一包為生大黃，一包焦山楂，讓她帶回家，將二者研成細末備用。使用時每次取細末五至十克，用米醋或清水調成糊，敷於雙足心湧泉穴處，外用傷濕止痛膏固定好，每日換一次，連續用三、四天。

生大黃具有瀉熱通便功效，一般用於胃腸實熱積滯、大便祕結，但需要注意的是女孩子生理期的那幾天要避免使用大黃。山楂可開胃消食。二者合用，對於治療便祕，使用一兩次便可見效。

中醫認為，藥食同源，身體調理主要從日常飲食中來，因此老中醫囑咐莎莎平時多吃些含纖維高的水果、蔬菜，像蓮藕、海帶之類要多吃。如蓮藕拌海帶：取蓮藕、海帶絲、鹽、醬油、醋、糖各適量。將蓮藕削去外皮，切成薄片，放到沸水中汆一下，撈出瀝乾冷卻。海帶絲用鹽水洗淨，同樣用沸水汆燙，再用冷水浸泡一下後取出瀝乾水分，加調料拌勻即可。

蓮藕含纖維比較高，海帶對腎有好處。二者常吃，可消除積食，潤腸通便。但同樣海帶不可吃多，因為海帶性寒，多吃會增加身體濕氣。

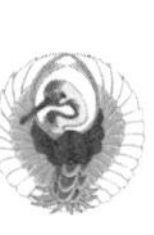

感冒不是小病，增補腎陽增強抵抗力

感冒，外感風寒、六淫之邪入侵是外部原因；內在原因則是腎陽不足，氣機失調。因此，感冒意味著你的身體健康開始亮起了紅燈，可以通過增補腎陽來提高身體的抗病能力。

現在中國的年輕人之中，流行一個詞，叫「不感冒」，意思是無動於衷，不為所動，「不感冒」的反意即有所感染、心有所動，意有所衷，用意借鑒於「感冒」的起因：春雨、夏熱、秋燥、冬寒，自然界的氣候變化急驟，如果人體虛正氣不足，無法及時應對外界條件的變化時，就可能使外界的邪氣入侵人體，使身體受寒、受熱，影響臟腑器官功能，導致免疫力下降，病菌乘虛而入，出現頭痛、傷風、咳嗽、流鼻涕等。

這幾年，幾乎每次我出門的時候，公車上、候機室裡都會迎面碰上幾個用口罩把自己的嘴、臉捂得嚴嚴實實的人從我身邊走過，似乎人們的健康意識越來越清晰，堅決防患於未然，嚴把病從口入關，防病從防感冒、防流感做起。我想，這也不失為一種有效的預防吧。

春夏、秋冬季節之交的時候，因感冒而來就診的人就特別多，每天都至少有一兩個感冒重症患者出現在候診室裡，趙小姐就是其中的一位。

趙小姐來的時候，雖已到初夏，但仍用綿衣裹得嚴嚴實實，有輕熱。見她正不停地咳嗽流鼻涕、渾身乏力的樣子，先扶趙小姐坐好，然後診脈，覺得她脈象一會兒遲緩細弱，一會兒浮大無力，再看舌苔白滑胖嫩。跟她說體虛狀況很嚴重，問她是不是經常感冒呀？趙小姐回答說，自己幾乎每年春夏之交的時候都會感冒一次，有時是重感冒，有時輕感冒，但感冒總是脫不了身。

那麼，趙小姐的感冒是怎麼引起的？古代大思想家孟子說：「吾善養吾浩然之氣」，民間有諺語說：「人活一口氣，樹活一張皮。」前一句話是說，氣代表一身元氣，是支撐精神活動的力量；後一句話的意思是說，人體正常的生命活動需要在氣的保護下進行，就好像樹需要樹皮的保護一樣。中醫也認為，氣對身體有護衛作用，對外邪有防禦作用。因此，中醫把氣稱為「營衛之氣」，如果氣的營衛功能虛，衛陽失護，就會使外邪入侵，風寒外襲而受寒，暑熱相浸而虛熱。同樣，中醫認為，腎主納氣，通過肺吸入的空氣，必須下歸到腎，由腎來攝納，肺與腎相互協調，才能使呼吸正常，如果腎的攝納功能失調，使呼氣多而吸氣少，則出現氣喘咳嗽的情況；腎主封藏，從體表、呼吸道侵入的寒氣，被封藏在體內，寒而凝滯，使肺氣宣化失機，因而出現鼻塞、流清涕的現象；而脈象不穩、時急時緩也是由於氣機失調引起的。

問她還有沒有其他什麼不適症狀，趙小姐說小便次數多，有餘瀝不盡之感，感冒這幾天晚上也老是起來上廁所。正說著，趙小姐便尷尬地要起身去洗手間。中醫認為，腎司開闔，如果腎的開闔無度，會引起小便失禁、小便頻繁。

看趙小姐的情況，可不像一般的外感風寒那麼簡單。估計趙小姐平時身體底子比較虛弱，身體抵抗力差，而這就是氣虛、腎氣不足而導致的整體狀態下降。

看來，趙小姐的感冒，表面上看來，似乎是呼吸不暢，與肺有關，而其根本原因還在於腎陽。腎陽氣機失調，免疫力低，身體整體素質都下降了，感冒只是體虛發出的一種危險信號，是一種症狀，對人體健康發起的一個警示。所以，對於像趙小姐這樣的感冒千萬不可輕視、掉以輕心。

平常人都知道，生病了不能頭痛醫頭、腳痛醫腳。治感冒也一樣需要標本兼治，既要治標，更要治本，從根本上固本扶陽為要務。醫聖張仲景在《傷寒論》中確立溫陽解表為治腎陽虛感冒的大法。對於趙小姐的感冒，既要疏風解表，還要溫補腎陽，因此，先給趙小姐開一副「再造散」加減方解表：人參十五克，黃耆五克，桂枝九克，熟附子四克，甘草三克，細辛三克，羌活九克，防風十克，川芎九克，白芍四克，生薑五克，法半夏十克，杏仁四克，桔梗十二克。方中人參、黃耆可溫補脾胃之氣，附子有扶陽作用，羌活、防風、川芎、細辛可發散體外的寒氣，桂枝、白芍、生薑、甘草稱為桂枝湯，可調和營衛，解表祛邪。而溫補腎陽的藥，則首推附子。附子歸心、腎經，味辛、甘。為「回陽救逆第一品藥」，不僅能溫陽補腎，還能扶衛陽散表之寒。但附子有毒，必得小心用量，以趙小姐之腎陽虛狀況，用熟附子四克，不算為過。

趙小姐收了藥方欣然回家，一周後，趙小姐打電話來，說以前一旦感冒則咳嗽、流鼻涕的情況就會持續很久，很難好。這次服了我給她開的藥方後，病症很快好了，只是還感覺有點頭痛、夜尿多，感到身體還是很虛弱。

其實這是一個好現象，趙小姐的感冒症狀好轉，精神振作了不少，但這還只是開始，要徹底根除趙小姐的感冒病因，預防下次復發，還得繼續在溫補腎陽、增強體質、提高身體免疫力上下工夫。而這需要趙小姐自己在日常生活中注意保養，慢慢調理。

有一個簡單易學的溫腎操：站立，雙目凝神正視，放鬆身心，舌抵上顎。左腳橫跨一步與肩同寬，手心向下伸直雙臂，手心相對雙手舉過頭頂。挺胸收腹，雙臂向後振三下，向兩邊分開，與肩同高，手心向上，上身緩慢向前伸屈，膝保持挺直，同時雙臂回收下垂，腰部微微左轉，雙手環抱左腳踝，頭略抬起，連抱十次，姿勢復原。再右腳橫跨一步，內容與前面同，最後雙手環抱右腳踝，連抱十次，姿勢復原。常做這種運動可以活動腎部，起到溫腎的作用，對於趙小姐這種寒氣內滯的情況有針對性的功效。

此外，還有一個補腎陽防感冒的食療藥粥方——「羊蓉薤白粥」：取羊腎一對，肉蓯蓉三十克，薤白七莖，蔥白三節，粳米六十克。羊腎去除筋膜，切片；肉蓯蓉洗淨切細，加薤白、粳米、蔥白同煮成粥。此藥粥可以溫脾腎陽、疏散風寒，常吃能預防和治療腎陽虛感冒。

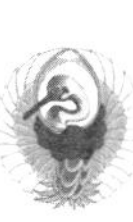

陽痿？專家教你食補腎陽，治難言之隱

人們的房子有了，車子有了，吃好穿美了，物質豐裕了，可是精神健康卻越來越值得商榷。對外界的恐懼，工作的思慮，夫妻感情不和而引起的喜、怒、哀、樂等情志因素，喜食辛辣、飲食失節，過於勞累以及手淫、房事過度等都會引起陽痿。

說到陽痿，大家都會聯想到腎虛。的確，中醫認為「腎藏精、主生殖」，腎虛都會影響性能力，出現陽痿。腎虛分腎陰虛和腎陽虛。陰，即腎的陰精、陰液，是腎的物質基礎；陽，即腎的陽氣，又稱元陽、命門之火。腎陰與腎陽相互依存、轉化，維持人體的生理功能和生命活動。腎陰耗傷日久會損及腎陽；腎陽虛日久，會使腎陰受損，陰精內竭，導致陽痿。腎陽虛的主要表現是腰膝酸軟，精神委靡，肢寒怕冷，面色蒼白，一般吃「六味地黃丸」。

周先生五十多歲，數年前曾發生過不能勃起的狀況，在醫院開了幾劑藥後恢復正常。二〇〇九年十月，周先生得了腎結石，服中藥排石湯後排出結石，但隨後又發生不能勃起，也曾服中藥湯、參鞭丸等都無效，到現在半年多了，周先生仍然在為這種隱痛而苦惱。幾番輾轉，周先生來問診。見他舌色暗紅，舌苔薄黃，脈象沉弦，是腎虛的表現，經過一番詢問，得知周先生平日經常時冷時熱，腰膝酸軟，陽事不舉。

一般來講，如果腎陰虛，則會出現五心煩熱、口乾舌燥的情況；如果腎陽虛，則會表現畏寒怕冷、腰膝酸軟。中醫認為，氣屬陽，腎陽對臟腑有溫煦作用；陰為水，腎陰對臟腑有濡養作用。陽虛氣短，就會出現怕冷、乏力的情況；而腎陰虛，陰精枯竭，會有口舌乾燥的狀況。從周先生的情況來看，時冷時熱，陽事不舉，腰膝酸軟，還曾有過腎結石病史，因此陰虛水浮，久病傷陽，陽損及陰，極有可能陰陽兩虛而致陰陽失調，時冷時熱而致身體氣機失去平衡。同時周先生年過半百，氣血虛衰，可能腎陽虛的程度要重一些。因此，治時應該陰陽兼治，並以補益腎陽為主。

本來按周先生的情況，應該稍微以重藥治療。但周先生病久怕藥，吃藥都吃怕了，希望能有什麼不吃藥或少吃藥的方法達到治病目的那就好了。考慮到周先生年長體虛，故建議他以生活調理、保健為最佳，多吃像泥鰍、枸杞子、狗肉、羊肉、韭菜等補腎佳品。

泥鰍性甘味平，能補中止瀉。《本草綱目》上記載，泥鰍有暖中益氣、壯陽的功效，對肝炎、陽痿、腹水等症都有較好的療效。泥鰍長期生長在淤泥的環境，因此身上攜帶大量致病菌和寄生蟲，因此不能生吃，買回來的泥鰍先放入清水中，滴入幾滴植物油，每天一次將污水除去，換入清水，二天後待泥鰍排去腸內污物後再食用。這裡介紹關於泥鰍的兩個食療藥膳。

一、山楂泥鰍湯

養淨後的泥鰍三條，山楂二十至三十五克，韭菜子二十五克。將山楂和韭菜子加水三碗煮沸三分鐘，放入活泥鰍，蓋好蓋，煮二分鐘，夾出泥鰍，除去內臟，繼續放入鍋內，再用文火煎十五至二十分鐘，加少許鹽，撒上蔥花，飲湯食泥鰍。早、晚各一次，七天為一個療程。

二、蝦仁泥鰍湯

養淨後的泥鰍六條，蝦肉四十克。先將油鍋燒熱，放入三片薑爆香，放入泥鰍煎至金黃，加水約三碗，放蝦肉五十克，大火煮沸，小火煮十五至二十分鐘，喝湯吃泥鰍、蝦仁，每日服一次。

枸杞子是比較常見的一種補腎物品。《本草綱目》這樣記載枸杞子功效，「久服堅筋骨，輕身不老，耐寒暑，補精氣不足，明目安神，令人長壽。」因此，枸杞子對周先生這樣腎陽虛且腰膝酸軟的情況，具有很好的補益作用。枸杞子的食用方法很多，可常吃，但每天食用量不宜超過三十克。我建議周先生回去直接用枸杞子泡茶喝，或將枸杞子用大火煮十五至二十分鐘後，連水帶枸杞子一起吃掉效果也很好。「枸杞燉乳鴿」也是一道不錯的膳食：枸杞子三十克，鴿子一隻（去毛及內臟），放燉盅內，加水適量，隔水燉熟吃，吃肉飲湯。由於枸杞子溫熱效果顯著，故感冒發熱、炎症、腹瀉之人應忌吃，性欲亢奮時不宜食用，糖尿病患者也不宜過量服用。枸杞子泡酒是民間較常見的一種食用方法：用紗布將搗爛的枸杞子包好，放在酒裡浸泡，密封半個月後即可飲用。

枸杞子可單獨食用，也可與其他藥方配伍食用，如春天與黃耆同食，可助陽氣生發；夏天將枸杞子與金銀花、菊花、綠茶等一同泡茶喝，可清火祛暑；秋天與雪梨、川貝、百合、玉竹、山楂合食，可滋潤五臟；冬天用枸杞子配伍羊肉、肉蓯蓉、巴戟天、金匱腎氣丸，可以助陽抗寒。

食補腎陽的方法還有許多。

一、五香羊肉

去肥油的羊肉蒸熟或煮熟，切成片，加蒜、薑、豆豉、蔥、醬油等調料拌食。

二、鮮蝦燉豆腐

鮮蝦十五克，豆腐三塊，加蔥白、薑、鹽燉熟食用。

三、附片燉豬腰

取附片六克，豬腰二個，豬腰洗淨切開去膜，附片切碎與豬腰共燉，用精鹽調味，飲湯食豬腰。每天一次，十天為一個療程。

當然，最重要的還是我們在平時的生活中注意對腎陽多加維護，多吃對腎有補益作用的食品。只要持之以恆，長期堅持，我們就能擁有一個健康的身體。

國家圖書館出版品預行編目資料

養生要養腎陽／薛永東著. -- 一版. -- 臺北
市：八正文化, 2012.08
面； 公分

ISBN 978-986-88218-3-5（平裝）

1. 中醫 2. 養生 3. 中醫理論

413.21 101014232

養生要養腎陽

定價：350

作　　者	薛永東
封面設計	方舟創意整合有限公司
版　　次	2020 年 5 月一版四刷
發 行 人	陳昭川
出 版 社	八正文化有限公司 108 台北市萬大路 27 號 2 樓 TEL/ (02) 2336-1496 FAX/ (02) 2336-1493
登 記 證	北市商一字第 09500756 號
總 經 銷	創智文化有限公司 23674 新北市土城區忠承路 89 號 6 樓 TEL/ (02) 2268-3489 FAX/ (02) 2269-6560

歡迎進入～

八正文化　網站：**http://www.oct-a.com.tw**

八正文化部落格：**http://octa1113.pixnet.net/blog**

本書如有缺頁、破損、倒裝，敬請寄回更換。